スキルアップ心理教育

編
上原 徹

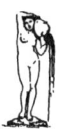

星和書店

Seiwa Shoten Publishers

2-5 Kamitakaido 1-Chome
Suginamiku Tokyo 168-0074, Japan

Skill Improvement of Psychoeducation

Edited by

Toru Uehara, MD, PhD, LCP

©2007 by Seiwa Shoten Publishers

◆ はじめに

　医療現場のみならず一般社会においても，インフォームド・コンセントという言葉の理解が広まり，その実践に向けてさまざまな配慮がなされています。しばらく前のことになりますが，インフォームド・コンセントの臨床現場に，実際家族として立ち会った経験をしました。病状や治療の説明を受け，直接病気に関係なさそうなことも含めて，いくつか質問をしました。その後に，「説明を聞きました」という署名を行いました。しかし確かに説明は聞いたのですが，理屈ではなく，「納得した」「わかった」というのとちょっと違う感じがしたのです。そもそも「骨転移」や「検査値」など，説明に使われる言葉の重みが，受け取る人によってずいぶん違うように感じました。専門家の医師にとっては慣れ親しんだ言葉でも，非専門家の医師である筆者，まったくの素人である筆者の家族にとっては，それぞれ違ったインパクトで内容が伝わっていることが後になってわかりました。たとえば「非常に重い」というニュアンスを伝える言葉が，非専門家にはかえってわかりにくく，あいまいな意味を伝えてしまうこともあるようです。

　精神科の臨床現場でも，病気についての情報をユーザーにどう伝え，いつ伝え，何から伝えるか，工夫や実践が行われています。外から見えにくいのが心の病ですから，当然の努力といえますが，格段の配慮が必要です。たとえば症状について，治療について，経過について，予後について，教科書やパンフレットを読むようにただお話ししても，おそらくそのすべてを理解し，納得することは無理でしょう。患者さんや家族は，そのときに一番困っていること，知りたいことに関心が向くと思います。恐れていることや不安なことについての情報は，かえって心配を増大させるかもしれません。そのときは聞き過ごしてしまうような重要に思えないことが，後からとても大事になってくることもあります。

一方で，「伝える」ことと「伝わったかどうか」は，別物である場合があります。「別の意味で伝わる」ことさえあるのは，現場で仕事をしていらっしゃる読者の方ならご理解いただけるでしょう。伝えることの難しさ，これは精神科臨床のみならず，人間関係にかかわる場では，常に意識しておくべきことかもしれません。

　このような，「病気や問題について，何かを伝える」ということをめぐる技法として，心理教育を捉える立場があっていいと思うのです。心理教育が，「問題や困難を抱えた人に対する，どう体験しているか，どう対処しているかに配慮しつつ行う教育的側面を含んだプログラム」（後藤）と定義されることを考えても，あながち誤った見方ではないと思うのです。必要な情報や援助が伝わったときこそが，エンパワーメント（empowerment）が生まれるときなのかもしれません。

　そして，こうした情報提供を支えるのが，きちんとしたエビデンスといえます。「伝えるもの」が信頼に足り，かつ判断の根拠になりうるものであって初めて，ユーザーは情報を基に自己決定するステップに進めるわけです。その伝え方にも，きちんとしたやり方や，注意点，基本的な哲学や技術，が共有されるべきです。内容と方法の両者において，エビデンスを蓄積し，それを的確に利用することが求められています。

　本書の中で論じられるとおり，心理教育は精神科医療のスタンダードとして位置づけられるほどに，認識が広がっています。また，さまざまな領域で実践が行われ，そのエビデンスも徐々に蓄積しつつあります。一方で適応の広がりとともに，個別性や関係性に配慮したかかわりの重要性も指摘されています。こうした背景を受けて，2005年に行われた第8回心理教育・家族教室ネットワーク研究集会分科会での議論に触発され，実証的な側面と臨床的なスキルを同時に網羅した単行本を企画しようと思いつきました。いわば，心理教育のエビデンスとナラティブを橋渡し，スキルアップを目指す，というわけです。今回この領域ですでに実績のある専門家ばかりでなく，野心的な若手研究者や臨床家にも声をかけさせていただき

ました。

　本書では，まず心理教育という「伝える」ためのスタンダードな技法について，新しいガイドラインの概説を通してその現在を俯瞰していただきます。そこでは，心理教育発展の基盤となった統合失調症に対する家族心理教育のエビデンスにも触れられます。加えて，地域医療や新しいリハビリテーションの中での位置づけについて，Assertive Community Treatment 実践の立場から論じていただきます。次に，心理教育を他の疾患に適用する挑戦から生まれた双極性障害に対するエビデンスと，うつ病心理教育研究について日本を代表する高知グループのお仕事をご紹介いただき，さらには近年特に関心の高まっている PTSD に対する心理教育について，久留米大学で使用されているパンフレットとあわせてご寄稿いただけました。次章では，これらエビデンスを基に，関係性や個別性に配慮しつつ効果的にかかわるコツやすべについて，対象別に教えていただくべく章を設けました。貴重な経験をご紹介いただいた先生方に，あらためて深く感謝いたします。「ナラティブ」という言葉には，賛否両論もありますが，「エビデンス」の一般化とともに対立軸としての認識が広がっているように思います。構成主義の考えを汲むホワイト（White, M.）らのアプローチとは別に，医療倫理やリハビリテーションの関係者からも議論が沸き上がっています。すごく簡潔化してしまうと，個々の患者の価値観や経験に配慮し，さらに治療（援助）者の側の見方や文脈（背景）にも配慮する，という姿勢かもしれません。批判を覚悟の上，ナラティブ心理教育という言葉を使ってみました。

　この本を企画したひとつの理由は，エビデンスを生かすも殺すも，個別の臨床現場での実践にかかっているのではないか，と思ったからです。当然きちんとしたエビデンスを蓄積し，それを基にした実践があっての話です。二項対立でなく，そのあたりをつなぐものにできたら，と思っています。

編者　上原　徹

目次

はじめに ⅲ

第1部 心理教育入門

第1章 心理教育アウトライン ……………………… 上原　徹　3
1．過去・現在・未来　3
　1）歴史的な経緯　3
　2）心理教育の今　5
　3）将来的な方向と可能性　6
2．基本的な哲学　7
3．心理教育を支える理論と手法　9
　1）ストレス脆弱性モデル　9
　2）家族の感情表出（EE）　9
　3）"良いとこ取り"の特徴　11
4．プログラムの構造と内容　13
　1）準備　13
　2）導入　14
　3）教育的部分　15
　4）グループワーク　16
　5）問題解決技法　17
　6）コミュニケーション強調訓練　18
　7）終結　20
5．おわりに　20

第2章　家族心理教育ガイドライン　………………………………川嶋義章　23

1．心理教育プログラム発展の背景　23
　　1）なぜ家族を対象とするのか？　23
　　2）心理教育プログラムの位置づけ　25
　　3）心理教育プログラムの原則　25

2．これまで効果が実証されてきた家族介入モデル　26
　　1）行動療法的家族マネージメント
　　　　（Behaviour Family Management：BFM）　26
　　2）家族心理教育モデル　26
　　3）家族グループ（ファミリーワーク）　27
　　4）心理教育的複合家族グループ　27
　　5）家族カウンセリング　28
　　6）その他の家族介入　28

3．「心理教育を中心とした心理社会的援助プログラム
　　ガイドライン」について　29
　　1）心理教育の目標・原則　29
　　2）心理教育の分類　30
　　3）心理教育の進め方　31

4．おわりに　40

第3章　地域生活支援における心理教育の可能性　…………西尾雅明　43

1．はじめに　43

2．精神保健・福祉サービスにおける心理教育の位置づけ　44
　　1）利用者の地域生活を支援するものとして　44
　　2）生活の場で真価を発揮するものとして　45

3．ACTと家族支援　47
　　1）ACTとは　47
　　2）ACTにおける家族支援　48

3）ACT-J と家族支援　48

　　　4）ACT-J における家族支援から　51

　　　5）ACT-J の研究結果からみた家族支援のプロセス　53

　4．おわりに　54

第2部　エビデンス心理教育（EBP）

第1章　双極性障害への適用 ……………………………大森一郎　59

　1．はじめに　59

　2．背　景　60

　3．目　的　61

　4．論文の選択基準　62

　　　1）臨床研究デザイン　62

　　　2）介入対象　62

　　　3）介入のタイプ　62

　　　4）アウトカム　63

　5．文献検索の手順　63

　　　1）電子検索　63

　　　2）引用文献検索　64

　6．レビューの手順　64

　　　1）文献選択　64

　　　2）研究の質の評価　64

　　　3）データ分析　64

　7．結　果　65

　　　1）Barcelona Bipolar Disorders Program の1
　　　　（Colom, 2003 a, Colom, 2004）　65

　　　2）Barcelona Bipolar Disorders Program の2（Colom, 2003 b）　67

　8．まとめ　68

9．あなたは……　68

第2章　うつ病への心理教育 …………………………………下寺信次　71
　1．はじめに　71
　2．うつ病患者の家族への心理教育　72
　　教材の紹介と知識教育のポイント　72
　3．症例　うつ病を再発して夫とうまくいかない
　　　　　Aさん（30歳女性）　76
　　1）サマリー　76
　　2）心理教育の流れ　77
　4．おわりに　78

第3章　PTSD治療と心理教育 …………………………………前田正治　81
　1．はじめに　81
　2．外傷性のイベントとPTSD　83
　3．PTSDになる人とならない人　84
　4．事後の様々な問題とPTSD　87
　5．PTSDは「心の傷」か　89
　　1）過敏反応　90
　　2）麻痺反応　90
　6．PTSDからの回復　92
　7．いったい問題はPTSDなのだろうか　94
　8．おわりに　96
　〈付録〉トラウマがもたらす心身への影響
　　　～PTSDとそのケア～　101

第4章 モーズレーアプローチによる摂食障害の心理教育 ……………… 上原 徹 113

1. モーズレーアプローチは心理教育か？ 113
2. モーズレーアプローチについて 114
   1）従来の家族療法との違い 114
   2）具体的な内容 115
3. エビデンスについて 116
4. FBT の実際 117
   1）早期発見と動機付け 118
   2）摂食障害の理解 119
   3）食行動と体重への焦点化と協働 119
   4）基本原則の再確認 122
   5）セッションの実際 122
5. まとめ 127

第3部　ナラティブ心理教育（NBP）

第1章 統合失調症の土曜学校 ………………………………… 浅見隆康 131

1. 土曜学校でのアンケート調査から 131
   1）精神科の病気と診断された時の心境 131
   2）精神科の病気と診断された時の対応 131
   3）精神科で治療を受けていた時に家族が困ったこと 133
2. 家族に伝えていく事柄 133
   1）病気の原因 133
   2）治療の進め方 137
3. 土曜学校 140
   1）土曜学校に参加して 140
   2）土曜学校で取り組んできたこと 142

3）土曜学校の意義　143

第2章　患者や家族が腑に落ちるモデル―神経症性障害における「ストレスの器モデル」について―……………黒崎成男　145

1．はじめに　145
2．「ストレスの器モデル」について　145
3．具体的な説明例　147
4．補　足　152
　1）このモデルにおける薬物療法の位置づけについて　152
　2）行動療法的アプローチについて　153
　3）精神分析的解釈について　154
5．おわりに　154

第3章　摂食障害の複合心理教育　………………………鈴木廣子　157

1．はじめに　157
2．従来の心理教育と複合心理教育の違いは　157
3．複合心理教育で生じること　158
　1）Aさんの場合　160
　2）Bさんの場合　161
　3）Cさんの場合　165
4．複合心理教育でのちょっとしたコツは　166
5．まとめ　167

第4章　認知症家族への心理教育　………………………松本一生　169

1．はじめに　169
2．初期認知症高齢者と家族への心理教育　169
　〔事例：A氏〕　171
3．昼夜が逆転する本人の在宅支援　173

〔事例：B氏〕175
　　〔事例：C氏〕176
　4．さいごに　177

第4部　EBPとNBPを橋渡す

心理教育のエビデンスとナラティブをめぐって　…………上原　徹　181
　1．心理教育研究とEE研究を通じてみえるもの　181
　2．評価について　182
　　1）どうして？　182
　　2）何を？　183
　　3）どうやって？　183
　　4）結果のフィードバック　188
　3．EBP（evidence based psychoeducation）と
　　NBP（narrative based psychoeducation）を橋渡す　189
　　1）ナラティブについて　189
　　2）NBPとEBPの統合　190

　索　引　193
　執筆者一覧　196

第 1 部

心理教育入門

第Ⅰ章　心理教育アウトライン

上原　徹

1．過去・現在・未来

1）歴史的な経緯

　心理教育（サイコエデュケーション）は，当初，心理教育的家族療法として日本に紹介された経緯がある。1988年と，1990年にわたる『分裂病と家族』という名著の翻訳とともに，米国のアンダーソン（Anderson, C.M.）によるプログラムが統合失調症に対する心理社会的治療の可能性を開く方法として注目された。これについてはすでに随所でまとめられているが，もう一度基本構造を確認すると，①知識，情報の共有，②ストレスへの対処技能の向上，③参加者同士の集団的サポート，が構成要素として挙げられている[1,3]。

　アンダーソンらのグループには当然のことながら患者も含まれており，単家族を対象にしたセッション（問題解決やサポートグループ）と，数家族が参加するワークショップとが併用されている。同じく1980年代には，数家族が同時に継続参加する複合家族形態のアプローチが，マクファーレン（McFarlane, W.）らにより試行され効果を上げた。また英国でもレフ（Leff, J.）らにより単家族を対象にした同様のファミリーワークが行われ，家族の感情表出（Expressed Emotion：EE）の変化とともに再発率の低下が見出された。他にも，ファルーン（Falloon, I.R.H.）らが行動的家族指導という名前で呼んだアプローチが上述の家族心理教育と同様の構造を持っているが，コミュニケーション改善のための訓練セッションに力点が置かれている。ゴールドシュタイン（Goldstein, M.J.）らはこれを継承し，現在は彼の弟子であるミクロビッツ（Miklowitze, D.）に

表1　家族心理教育の方法[2]

集団での教育セッション	対処技能向上の部分	プログラム
あり	本人含む単家族 複合家族グループ 家族のみのグループ	Anderson（Psychoeducational Family Therapy） McFarlane（Psychoeducational Multiple Family Group） （心理教育的）家族教室
なし	本人含む単家族 複合家族グループ 家族のみのグループ	Falloon（BFM；Behavioral Family Management） Leff（Family Work） 家族のSST　Leff（Family Work併用）

より家族中心療法（Family Focused Therapy：FFT）という名前が提唱されており，特に双極性障害に効果を上げている。彼らのやり方は，問題解決技法やコミュニケーション技法訓練など認知行動的な手法に重点を置いており，かなり構造化された方法になっている[9]。欧米での実践についてまとめた表を，後藤の総説より引用する（表1）[2]。

彼ら英米の先駆者により心理教育の基盤が形成されたわけだが，日本に比較的早く紹介されたことは，その後の心理教育の展開に大きく寄与したと思われる。ちなみに1990年に，当時国立精神保健研究所におられた町沢静夫氏を中心とした研究班が，心理教育的家族療法の多施設共同研究を行ったと記憶しているが，筆者も若輩ながらミーティングに参加し，マニュアルに従い緊張しつつセッションを行ったことを思い出す。これは世界的に見てもかなり早い段階での研究的試みだったと思う。

これら先駆的アプローチに共通する点をもう一度まとめると，①疾病知識教育（情報提供），②対処技能の増大に向けた問題解決アプローチ（行動的部分），③集団的サポートを生み出すグループワーク（心理社会的援助）が，患者を含めた家族に対して同時にもしくは継続して行われる点にあるといえよう[4]。その後の発展や，さまざまな試行，エビデンスについては，後の章を参考にしていただきたいと思うが，これら基本的構造は共有されているといってよい（図1）[8]。

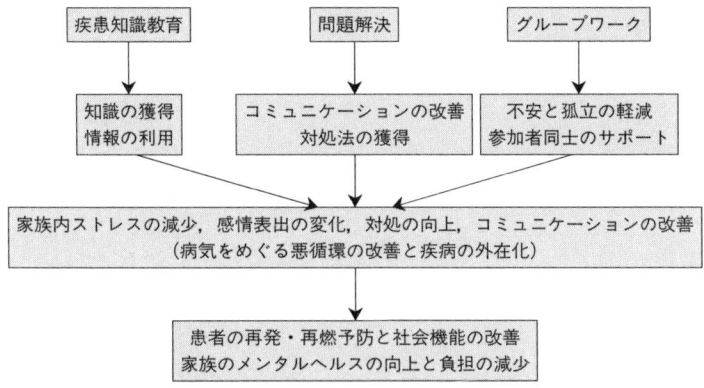

図1　心理教育的アプローチによるファミリーワークの概略
（文献8を一部改変）

　さて日本では，患者が参加しない家族教室が一般的であることは後藤により指摘されている[1,3]。その背景についても，全家連のはたしてきた大きな役割，情報公開やインフォームド・コンセントの遅れ，日本的な家族関係の特徴，家族療法に対する一般的抵抗感，などが考察されている。一方では，家族教室を通して心理教育に関する一般的理解が拡大し，さまざまな方法や問題への適用が進んだことも事実といえよう。

2）心理教育の今

　現在，心理教育は家族心理教育にとどまらず，患者本人に対するアプローチも模索されている。家族心理教育も，代表的な家族教室や，単家族といった形態から，複合家族グループも少なからず行われてきている。回数や人数なども，公開講座的なものから20回以上のインテンシブな介入まで，さまざま提唱されている。その目的も，入院中の早期退院促進，退院直後からの再燃防止，慢性期の再発予防といった本来的なものから，疾病理解の向上や服薬コンプライアンスの維持，QOLの改善，家族の負担や困難の軽減など，付随的な効果目標が多岐にわたっている。また統合失調症以外にも適用が広げられているのは，別章で紹介があるとおりである。

継続する困難としてのひきこもり，悪性腫瘍患者の家族グループ，社会的スティグマの強いHIV問題，PTSDや虐待など同様の体験を持つ人々へのサポートグループにまで裾野が広がっている。

　池淵は，日本における現在の心理教育のあり方について，以下の3種類を区別している[5]。①心理教育的な面接（個人または家族療法の中で，心理教育を行うもの），②心理教育プログラム（体系的な心理教育を，1回2時間5回で1クールなど，明確な構造を決めて実施するもの），③心理教育関連プログラム（上記に加え，認知行動療法，服薬教室，自助グループなど心理教育以外の要素も含まれる）。こうして日常臨床を振り返ると，多かれ少なかれこれら①～③のいずれかに含まれる。このことは，心理教育の底辺の拡大と，認識の増加を示すともいえるだろう。

3）将来的な方向と可能性

　さて，今後の心理教育の展開だが，どういう対象に，どのような方法が，どの程度有効か，といったいわゆるエビデンスの蓄積が求められており，実際にそれに向けた研究が進んでいると思われる。日本でも，ガイドラインに基づいた効果研究が進められており，一般臨床現場での普及に向けた試みが推進されていくだろう。また，分子生物学や脳機能画像などの方法論が精神医学研究に導入され，生物学的知見の進歩は著しいものがある。こうしたエビデンスをどこまでわかりやすく伝えるか，心理教育の本領が発揮されるところであろう。新規抗精神病薬の開発・導入を見ても，生物学的な基盤に基づいて治療論が大きく変化する可能性があり，心理・社会・生物学的視点からのアプローチをつなぐ役割として，心理教育に対する期待は大きい。

　よく言われるのは，再発予防のための家族心理教育の効果はかなり確実視されているものの，研究的な手厚い介入を基にした結果である，という指摘である。実際の現場でどこまで簡便かつ効果的に心理教育を行えるか，薬物療法だけでなく，地域とのかかわりやリハビリテーションなどとの包

括的な関係が模索されていくことになろう。

　具体的には，外来レベルでのコンパクトな心理教育的アプローチの普及，インターネットを利用した双方向心理教育の可能性，自助グループとリンクしたガイディッド・サイコエデュケーション，精神医療だけでなく，身体疾患や慢性疾患への教育プログラムとの接近，医療にとどまらず社会的問題や困難への適用（犯罪被害者支援，多胎児の親の会，矯正教育，異文化交流に伴うさまざまな問題などへの導入）も，視野に入るだろう。

2．基本的な哲学

　日本における家族心理教育の推進者による，基本的定義をいくつかお示ししたい。おのずと，共通する哲学が浮かび上がってくるかと思うからである。

　「継続的問題を抱えた人に対する，どう体験しているか，どう対処しているかに配慮しつつ行う，教育的側面を含んだプログラムの総称」（後藤雅博）[1,3,4]

　「患者や家族に対して行われる，正しい知識，情報を提供することが，治療やリハビリテーションに不可欠であるという前提で行われる，心理的配慮を加えた教育的援助アプローチ」（大島巌）[10]

　「情報を共有する・対処技法について話し合い工夫を伸ばす・支え合う相互作用，の場からなる支援方法のモデル」（伊藤順一郎）[4,6]

　ここで示す正しい知識や情報とは，科学的根拠に裏付けられた吟味可能なエビデンスといえよう。そして，心理や体験への配慮は，個別性や関係性に注意を払うことを意味している。対処すること，もしくはすでに対処

していること，支え合うこと，もしくは支え合えること，への気づきの重要性も，ここで指摘したい点である。

　厚生労働省で作成したガイドラインについては，次章で詳しく触れられると思うが，①受容しにくい問題を持つ人たちに行われる，②正しい知識や情報を心理面への十分な配慮をしながら伝える，③障害や病気の結果もたらされる諸問題・困難に対する対処法を習得してもらう，④主体的療養を行えるよう援助する技法，と定義されている。4番目に挙げられている，自己決定能力を高めるということは，それを支えるきちんとしたエビデンスが提供されることを前提に，それを選択するユーザー自身の余裕，相談可能なリソースを広く持てること，を目指すものといえよう。

　「心理教育は，何らかの技法や理論を指すものではなく，薬物療法やリハビリテーションを受けるための前提となるもので，基礎的で常識的なものであると同時に，精神療法的な意味合いも多く含んでいる」と，患者本人に対する心理教育を実践する前田らは述べている[7]。心理教育的な姿勢として，単なる情報提供に終わることのないよう警鐘を鳴らしている。

　近年筆者は，「伝える」ということを通して心理教育を捉えることが多い。以前心理教育について，「患者・家族・援助者が，知りたいと思っていることを，知りたいと思っているときに，伝わりやすいように伝えること，伝わらなかったことはそう伝え合えるような関係になること，こうした共同作業の中で生まれる相互関係を扱う技法」と書いたことがある[9]。先達の定義に比して，まったく未熟なもので恥ずかしい限りだが，情報にしろ，対処技能にしろ，サポートにしろ，「伝える」ことが基本にあるという実感から述べたもので，技法というより，やはり臨床的姿勢につながるのかもしれない。

3．心理教育を支える理論と手法

1）ストレス脆弱性モデル

　統合失調症に対する家族心理教育を支える理論基盤には，大きく2つの柱があった。1つはストレス脆弱性モデルで，精神障害の発症や再発は，生物学的要因を基盤に，心理社会的要因の相互作用で生じる，という考え方である。脳機能異常に関する研究結果をもとに，的確な薬物療法が再発を予防するというエビデンスが積み重ねられたことは，すでに周知のことと思う。そこに脱施設化の動きや医療経済的な流れ，当事者活動の活発化なども加わり，疾病教育的な側面への関心が高まったわけである。また，ライフイベント研究（生活上の大きな出来事が，精神障害の発症に関係する）やこの後述べるEE研究の結果から，心理社会的なストレスが生物学的脆弱性を刺激して再発・再燃が引き起こされ，薬物療法やストレス対処行動がこうした脆弱性を補う作用がある，というモデルが提唱された。心理教育により正しい疾病知識を理解することで服薬コンプライアンスが高まり再発を防ぐ，再発に関係しそうな日常的なストレスを検討し，それに対処する方法を身につけることで再発を予防する，という考えである。実際，心理教育の再発予防効果は服薬コンプライアンスの改善による，というデータを呈示している研究者もいる。しかし，もしそれだけならば，教育的側面だけで事足りることになる。問題解決セッションやグループワークによる行動面の変化により，本人のストレス対処が改善され，ストレスの影響が緩和されることは十分ありうる。また，家族の変化をきっかけにお互いの関係性が変わることで，家庭内の雰囲気や状況も変化し，再発防止に寄与することも等しく推測される。後者のメカニズムに当たるのが，次のEE研究といえる。

2）家族の感情表出（EE）

　もう1つの重要な理論基盤として，家族の感情表出（EE）がある[11,13]。

表2 EE尺度の構成[11]

EE尺度	略号	下位尺度	測定法	閾値
批判的コメント (Critical Comments)	批判, CC	不満, 失望, 期待外れ 率直な嫌悪, 拒否的言辞 批判的な声の調子	頻度測定 (定義された コメント数)	6個以上
敵意 (Hostility)	敵意, H	批判の全般化（Hg） 拒否的言辞（Hr）	全般評価 （0～3点）	1点以上
情緒的巻き込まれすぎ (Emotional Overinvolvement)	巻き込まれ EOI	過度の情緒的反応（Eer） 自己犠牲・献身（Ess/db） 過保護行動（Eop） 態度表明（Esa） 情緒表明（Eed） ドラマ化（Edr）	全般評価 （0～5点）	3点以上
暖かみ（Warmth）	暖かみ, W	声の調子（Wt） 自発性（Wsp） 思いやり（sympathy）（Wsy） 気遣い（concern）（Wc） 共感（empathy）（We） 活動や達成への関心（Wi） 熱心さ（Wenth）	全般評価 （0～5点）	―
肯定的言辞 (Positive Remarks)	肯定的言辞 PR		頻度測定 (定義された コメント数)	―

　EEは，ケアに当たる家族が患者に対してどのような感情的態度をとるかについて，量と質の面から評価される。EE尺度の基本構成について表示（表2）[11]したが，基本的には批判（criticism）と感情的巻き込まれ（EOI）が重要なポイントとなる。構造化された面接により，トレーニングを受けた評価者がこれらを決定する。そして，高EEとよばれる状態が再発と有意に関連することが，世界各国で追認された。すなわち，長期にわたる慢性疾患に罹患した患者の家族は，介護の精神的負担や経済的問題から，情緒的雰囲気が批判的もしくは過剰に感情的になりやすく，こうした負担や困難に加え，病気に対する情報の不足が加わり，批判や感情的巻き込まれ状態が強まる。こうした批判や巻き込まれが，さらに病状にマイ

ナスの影響を与える，という悪循環が生まれるのである．EE評価の詳細は成書に譲るとして，地域ケアに占める家族の重要性の認識が高まり，家族病因説に対して科学的に反論した点においても，EE研究は大きく寄与したことを付記しておく．

臨床現場で安易に高EE家族という見方がされることがあるが，レッテル貼りや家族の変わらぬ特性として用いることは，厳に慎まねばなるまい．むしろEEは，家族の負担や困難を間接的に表しており，心理教育を通じた疾病理解，対処の拡大，サポートにより変化しうるもので，家族の気持ちの余裕や病気の理解といった変化が病気の経過や予後に良い影響を与える，ということを指標していると捉えるべきである．すなわち，「患者に巻き込まれていた一喜一憂状態にゆとりができる，病気の症状と本来の性格との区別がつくようになる，病気と距離が取れ冷静に捉えることが多くなる，患者や病気のことばかり考えないようになる」，などなど．これらが，批判の低下，感情的巻き込まれの減弱として現れるわけだ．研究的には，心理教育という介入によるアウトカムの変化としてEEの低下と再発率の減少がみられるか，という仮説検証を経ることになる．しかし，「高EEが元凶で，EEを下げる教育が奏効する」わけではない．エビデンスをどう解釈するか，大変重要かつ注意すべき問題だろう．

3）"良いとこ取り"の特徴

心理教育のグループワークに関しては，折衷的というか，良いとこ取りの面があるのは事実である．複数の家族を対象にする場合や，単家族でも，グループ療法としての側面を無視するわけにはいかない．個人療法でかかわる場合とは違った動きや，支え合い，相互交流が生み出されることは，現場で非常によく経験する．また，歴史的に家族療法として成立した経緯もあり，心理教育が家族療法に親和性の高い専門家により広められたのは事実である．単に家族を扱うのが家族療法でないのは，ここでいうまでもない．家族療法の専門性が，関係性をどう認識しどう扱うか（関係性が変

わると行動が変わる）にあるとすると，心理教育を通して，情報との関係性，薬物療法との関係性，治療システムとの関係性，などに見られる変化こそ，まさしく家族療法的といえるかもしれない。家族療法と関連して，ブリーフセラピーの技法やものの見方がグループワークに応用されることも多く，それが大変効果的に働く。代表的なのは，解決指向アプローチ (Solution Focused Approach：SFA) だろう。問題がない例外に注目し，それを生み出す小さな変化を見つけ，うまくいっていることを続ける，対処しているという事実に目を向ける，「なぜ」でなく「どうやってきたのか」をフィードバックする，その人自身にとっての解決を具体的に描き，それに近づく行動的変化を強調する，などがその特徴といえるだろう。SFA で起きる変化は，実は自分自身が対処していた，という部分に目を向けられることで，まさしく認知的転換ともいえるのではないか。認知が変わると，気分が変わり，行動が変化する，これは認知行動療法の ABC とつながる。心理教育グループワークで用いられることの多い，問題解決技法（Problem Solving Technique：PST）やコミュニケーション技法訓練（Communication Skills Training：CST），社会技能訓練（Social Skills Training：SST）などは，行動的なアプローチといえる。問題解決技法のステップについて表示（**表3**）[9]するが，具体的な状況を特定し，より小さなステップに問題を細分化することは，実は問題そのものの違った見方を提供し，それについて違った行動を試み，結果を分析し行動をモディファイする，という一連の認知行動的な変化を促す技法といえよう。SST も，ロールプレイを通して行動のリハーサルをし，その良い面を見つけ，それを実行に移す，という認知行動的な側面を持つといえる。こうした，精神医療や心理療法で現在用いられるさまざまなアプローチを組み合わせ，かつうまく取り入れて，心理教育グループワークが構成されていく。

表3　問題解決技法[9]

Step 1：問題は何かを決定する。皆で意見を出し合い，質問し合い，話し合う。
Step 2：あらゆる解決法をそれが良くない方法であっても皆で考え意見を出し合う。
Step 3：それぞれの解決法の利点，不利益を検討する。
Step 4：最善の解決法を選ぶ（もしくはいくつかの解決法を組み合わせる）。
Step 5：どのように実行するか，具体的に計画する。
　　　　a．誰が何をしたらよいか。
　　　　b．実行にあたって必要な物品を挙げる。
　　　　c．実行に際しどんな問題が生じるかを予測する。
　　　　d．リハーサルを行う。
Step 6：実行の仕方を復習し，参加者に効果的フィードバックを与える。
Step 7：失敗した場合でも落ち込まないこと，次の解決策を考えることが大切であること。

4．プログラムの構造と内容

　家族心理教育で一般的に行われている方法に基づき，プログラムの構造と内容について代表的なやり方を示したいと思う。ここで示す内容はあくまで雛形だが，単家族，複合家族，家族教室，患者だけのグループなど，さまざまな形態に応用ができる。

1）準備

　参加するのは，家族（患者との関係で，両親の場合，配偶者の場合，兄弟姉妹，そのほかの場合がありうる）と，当事者を含める場合は患者も参加することになる。スタッフは，いわゆるリーダー，教育的セッションの場合はレクチャーをするスタッフ，グループワークで板書きなどを担当するスタッフ，そのほか計3〜4名が参加することが多い。職種もソーシャルワーカーや看護スタッフなどさまざまなメンバーが交代で同席すると，参加者からの多方面にわたる質問に答えることができる。なぜなら，医学的問題ばかりでなく，社会資源の情報や，看護のかかわり方を家族が応用できないかなど，各スタッフが役割分担すべき質問が多いからである。場所としては，公開講座のようなホールを用いる場合から，一般面接室で行

う場合など，人数と現実的な状況により変わるだろう。ただし，あまり暗い雰囲気の場所は好ましくないようだ。

　準備するものとしては，名札（あらかじめ開始前に記入してもらう），ホワイトボードなど話し合いの内容が書き込めるもの，休憩時に飲むお茶などと，教育的セッションにはハンドアウトやパンフレットがあるとよい。スライドやビデオなども効果的である。教育セッションではスクール形式，グループワークでは円形に座ることが多いので，可動式でミニテーブルのついたいすが便利であろう。

　事前評価を行う際は，説明と教示を十分行ったうえで，個別に行うことが通常である。最終章で評価については詳説するが，評価そのものが導入につながる場合が多い。過去のエピソードに対するそれぞれの思い，現在困っていること，などがここで語られることも多い。傾聴の準備（時間と余裕）は，必須といえよう。

2）導入

　セッションの初めは，まずジョイニングを行う。ちょっとした世間話や，会場までどうやって来たか，最近の出来事などを語り合うことで，初対面のメンバーが打ち解け，また，さりげなくメンバーの背景や考え方，タイプなどを推し量ることができる。筆者自身は，師匠のやり方を模倣させてもらうことが多いのだが，「自分を動物にたとえると？」という質問を用いて雰囲気を和ませ，メンバーの自己開示を引き出したりする。以前経験したサイコドラマのワークショップで，2人組になってお互いを紹介し合い，そのあとでメンバーの前で相手の自己紹介をする，という方法を体験したが，相互の関心が高まる印象を持った。また，軽くストレッチのような体の動きを取り入れると，緊張がほぐれ，心理的距離が接近することがある。読者の皆さんなりに，さまざまなアイデアを出し合って，よい方法を試みられてはいかがだろう。

表4　情報提供[9]

1. 歴史と疫学	・昔はたたりや神懸かりとして考えられていた。現在では脳の病気であるということが分かっている。	
	・病気として認定されて約100年、薬物療法の歴史は約50年しかないこと。	
2. 生物学的根拠	・障害の部位は脳になる。仮説として神経伝達物質の異常が考えられている。	
	・原因は不明。しかし、これは原因ではないと分かっていることは多い。育て方や性格は原因ではない。	
	・病気になった後の予後については、環境が重要な因子となる。	
	・ストレス脆弱性モデルについて。	
3. 統合失調症の体験	・神経伝達物質が多く出すぎているために、脳内で情報を処理しきれず、困難な状態になる。その結果、閉じこもったり人に会わなくなったりする。	
	・「できない」病気ではなく「やりすぎてしまう」場合もある。	
	・日常的な体験にたとえる。「徹夜明けで目はぎらぎらしているが仕事の能率が上がらない状態」「1度に10人の人から話しかけられている状態」。	
4. 症状と経過	・前駆症状→急性期→回復期という経過をたどる。	
	・陽性症状をまともにとらえて振り回されることを防ぐために「ストレスがかかりすぎて熱が出ている状態で、熱冷ましの薬が有効」とあっさり説明。	
	・陰性症状を病気の症状としてとらえることは家族にとって困難。家族の不安な気持ちを汲むことが必要。	
5. 合併症や併存する問題	・肥満、う歯、糖尿病、アルコールなど。	
6. 治療	・機能障害、能力障害、社会的不利の3つのレベルに対して並行したアプローチが必要。	
	・機能障害：幻覚・妄想、思考障害、集中力低下→薬物治療	
	・能力障害：対人関係の障害、ADLの低下→SST、低ストレス環境、対人支援	
	・社会的不利：仕事、住居の問題、偏見→社会資源、法律、ノーマライゼーション	
7. 遺伝	・必ずしも遺伝で決まる訳ではない。	
	・ストレスに弱い体質、病気になりやすい体質は似てくる。	
8. 社会資源	・社会復帰施設、共同作業所、精神保健福祉センターでの受療相談、デイケア、障害年金や手帳、家族会、自助グループ、職業リハビリテーションなどの紹介。	
9. 再発のサインと気づき	・再発のきっかけの特徴、再発時の初発症状。	
10. 家族の対応について	・EEと再発の関連について。	
	・EEは家族のゆとりや余裕がないときに現れるサイン。	

3）教育的部分

通常は、何回かに分けたレクチャー方式の情報提供を行うことが多い。具体的な内容について、統合失調症を対象にしたものを表示する（**表4**）[9]。パンフレットやスライドを使って、分かりやすく説明すること、

は言わずもがなである。情報を提供することでかえって傷ついたりショックを受けることのないよう，現在分かっていることと，これから明らかになるかもしれないこと，その限界について配慮しつつ伝えることも重要である。その際，「専門家の私たちはこう考えて対応している」という自己開示に近い伝え方も，参加者の理解を得やすいといえる。患者や家族がどう体験しているか，を基本に据えたアプローチであるからこそ，情報が「どう受け止められたか」に関するフィードバックが重要である。現在，全国で共通して用いることができる情報提供の資料や内容について，薬物心理社会治療研究会（PPST研究会）による作成が進んでいる。

4）グループワーク

それぞれの家族や参加者が日頃困っていることを，病気や患者とのかかわりにかかわらずさまざま発言してもらい，そのことをテーマに話し合いを進めていく。各テーマは，参加したメンバーがかつて経験したことや，今現在直面していることが多いようである。これから起きるかもしれない，という立場で参加している家族にとっても，グループの効果は大きいといえる。グループワークの中では，以下に述べる技法的なかかわりを通じて，①出来事に対応しやすくなる工夫，②出来事を違う見方で捉えてみること，③実際の具体的な対処，④他のメンバーがやってきたことの分かち合い，⑤実は自分自身が結構やれていることの再確認，などが引き出されていく。それぞれのメンバーが，グループ外でも支え合う関係に発展していくこともある（自助グループなどへ）。

リーダーは，話し合いをマネジメントしていく。その他のスタッフも，時に応じてコメントを述べたり，板書きに徹するときもある。リーダーは，問題についてのねぎらいや共感を出発点に，その問題が他のメンバーにどう共有されていくか，問題をシェアしていく。それぞれが「どうやってきたのか」を聞くことで，具体的な対処に焦点をあてることがポイントだろう。また，それぞれに「何かよかった出来事はなかったか」，日常生活の

中から見つけて発言してもらうことで，肯定的な雰囲気を作り出せる。

　以下では，広く用いられることの多い問題解決技法，双極性障害の心理教育などで用いられるコミュニケーション強調訓練について，簡単に説明したい。これら以外にも，SSTに準じたロールプレイを適宜用いることで，具体的状況に即したリハーサルを進めることができる。また，「やれていること」に目を向け，「ちょっとした解決」に関係する状況を詳細にたずね，「そのとき誰とどこで何をしていたか」「いつもとの違い」「解決が続くために何が必要か」について話し合いを進めていくSFAを用いても，グループワークが効果的なものになる。

5）問題解決技法

　日常生活のちょっとした問題に対して，最近特に困っていることに対してなど，「問題」がトピックになる。また，再発予防にターゲットを絞った問題解決セッションでは，過去や現在のエピソードの際最初に認められた症状を検討し，その特徴を同定することから始める。誘因と思われる状況を細かく検討し，その1つをテーマにしていく。こうして挙げられたいくつかの問題について，示された苦悩に同感しつつ，可能性のある解決をいくつか提案してもらうわけだが，その際，

　①提示された問題をより細分化・具体化し，より小さな問題に的を絞っていく。
　②それぞれの解決策についてあらゆる可能性を考え挙げていく。
　③メリットとデメリットを考え，実行可能なものを選ぶ。
ことがポイントとなる。

　このときに，発想の転換によりありとあらゆる手段を考えることがコツといえよう。たとえば，アルバイトで物覚えが悪いとおこられてしまう，という問題に対して，どのような状況で，何を覚えるときに注意されることが多いのか，細分化していく。品揃えをいつも間違う，という場合，メモを取る，誰かに頼む，同僚に確認してもらう，といった常識的アイデア

表5 コミュニケーション技法の4つの基本

1. 肯定的感情の表現：何がうれしかったか具体的に伝える。相手の行動がどのような気持ちを引き出したか？
2. 積極的傾聴：質問を明確化し、聞いたことを確認する。
3. 肯定的な行動変容の要請（変化を肯定的に要請する）：してほしいことを的確に伝える。行動がなされたらどういう気持ちになるか？
4. 否定的感情の表現：困っていることを的確に伝える。自分がどういう気持ちになるか、もしこうしてくれたらという示唆。

から、品揃えの仕事は省いてもらう、あらかじめ謝ってしまう、アルバイトを変える、といった、実現可能性の低いものまで挙げてもらう。それぞれのメリットとデメリットの話し合いと検討から、解決策を実行するための準備と計画を練り、実際の練習を行う。たとえば、先輩に頼むときの頼み方、など。この後、実際に実行する方法を選び、リハーサルを経て実行に移す。次回のセッションでは、肯定的なフィードバックを最大限行いつつ、対処の実行やうまくいった点、改善の余地などを確認する。

6) コミュニケーション強調訓練

これは、ミクロビッツらが提案している行動レベルでのコミュニケーションの変化を促す訓練で、結果として家族関係や情緒的かかわりの改善を目指すアプローチをいう[12]。ロールプレイを用いることが大きな特徴で、4つの大きな伝達技法を練習する（**表5**）。単家族や夫婦療法などで利用されることが多い。

肯定的な感情を表す場合、その理由や状況をより具体的かつ正確に描写し、相手の目を見て伝えるようにする。たとえば、「良い」という感情と、「価値がある」「感謝する」「安心する」という気持ちは、それぞれ微妙に異なる。例えば、ただ「あなたはすばらしい」というのではなく、「子供の面倒を見てくれたことで、私はとても助かり、ありがたく思う」と、その状況や理由を伝える練習をする。毎日の生活で、家族お互いのことでうれしく思ったことを調べ、その時どのように言葉を返したかを書き留める。

積極的傾聴は，話している相手をみて，相手の行っていることに参加し，それにうなずき，相手の言いたいことを明確にするような質問をし，聞いたことをもう一度確認する，という一連の傾聴を指す。これは，一見簡単なようで難しい。リーダーやスタッフのモデリングや，リハーサルも有用である。
　肯定的な行動変容の要請とは，例えば，「もう少し柔らかい調子でしゃべってくれると，私はとても気持ちが落ち着く」などの伝え方のことである。「あなたが遅くまで起きてこないのはとても頭にくる」という批判的な調子から，「あなたが適切な時間に起きてくれることは，私にとってとてもうれしいこと」という具合に言い換えるわけだ。この場合，行動を止めてほしい，という伝え方より，何かをしてほしい，こういう風に変えてくれたら，と伝えるほうが望ましい。
　否定的な感情表現では，相手には自信を持って，正確に，その行動が自分にとってどのように感じるかを伝える。これは，家族の中に事なかれ的な傾向がある場合に有効といわれる。どのようにしたら今後そうした行動を防げるか，助言も付け加えるようにする。例えば，ちょっとした行き違いで言い合いになるとしよう。言い合いはどんどん広がり，関係のないことまで批判し合うことになる。その場合，「どんなことがうまくいかなかったのか，それをどう伝えるか，まずスタッフに向かってやってみましょう」というロールプレイを行う。「何が良くなかったか，それであなたがどう感じたか，そうした点はよく伝わった」というフィードバックから，「これからどうしてほしいのか，そうしてもらえるとどういう気持ちになるか」を伝えるロールプレイを行う。さまざまな日常の場面や会話，具体的なシーンについて，ロールプレイを通して練習し，相互関係の改善に注意を向けていく。同様の悪循環を繰り返している場合は，プロセスコメントやリフレームを返す。これは「いつものパターンですね。どちらかが言い返すと，片方が続ける。お互いに止めよう，という気持ちはあるのに。その方法を考えてみましょう」とか，「少なくともお互いの感情をオープ

ンにできるということは，とても良いことです」というフィードバックを指す。またそうした悪循環の続くことで何かプラスの側面がなかったか，そうしたパターンに共通して存在する感情を明確化することが時に必要である。タイムアウトを取って，その状況を冷静に振り返ることも有用だ。こうした訓練を通して，単にスキルとしてでなく，家族関係や雰囲気そのものが変わっていくことも期待される。

7）終結

まずは，これまでのセッションに参加してきたこと，そのこと自体をねぎらう。おそらくさまざまな現実的な障壁を越えて，時間を作り心理教育に参加したに違いないからである。家族は障害の原因でなく，回復への重要な資源である，という考えを再度確認する。得られた情報や，対処技法が実際に有効活用されているかも総括する。これまでの話し合いで培われたサポーティブな雰囲気を実際の家族につなげ，一方で，セッションが終わることに対する見捨てられ感，喪失的気分にも適切に対応する必要がある。個人療法や主治医の治療へスムーズにつなげる一言にも，ぜひ工夫していただきたい。

5．おわりに

心理教育では，心理的側面に加え社会的側面の変化にも意味がある。たとえば，社会資源の適切な理解や利用の促進，スティグマの軽減により内面的かつ外面的に自立・自己決定を促進すること，グループを通した他者とのかかわりに伴う社会的な関係性の拡大，などが挙げられるだろう。

心理教育を通した参加者の変化は，体験や気持ちの共通点・多様性に一方通行でなく気づくことによく表れる。これは，援助する側にも同時に起こりうる気づきでもある。こうした気づきを構築する要素として，知識，情報（エビデンス）があり，それを基にしておのずと対処行動が獲得され

るのではないだろうか。こうした一連の流れの中で構築された文脈こそ，エンパワーメントそのものかもしれない。

■文献

1) 後藤雅博編：家族教室のすすめ方―心理教育的アプローチによる家族援助の実際．金剛出版，東京，1998．
2) 後藤雅博：心理教育の歴史と理論．臨床精神医学，30；445-450，2001．
3) 後藤雅博：家族心理教育―歴史と概念．家族療法研究，19；104-107，2002．
4) 後藤雅博，伊藤順一郎：家族療法における心理教育を語る．家族療法研究，19；108-128，2002．
5) 池淵恵美：双極性障害における薬物療法の導入・継続と心理教育的アプローチ．臨床精神薬理，8；29-37，2005．
6) 伊藤順一郎：心理教育を中心とした心理社会援助プログラムガイドライン（暫定版）．厚生労働省精神神経疾患委託費13指2統合失調症の治療およびリハビリテーションのガイドライン作成と実証的研究　研究成果，p.5-9，2004．
7) 前田正治，内野俊郎：分裂病患者および家族に対する心理教育．精神科治療学，15（増）；247-251，2000．
8) 三野善央：分裂病と家族のEE．現代のエスプリ392号，至文堂，東京，127-135，2000．
9) 大森一郎，上原徹，福田正人：心理教育．精神科臨床サービス，3；43-47，2003．
10) 大島巌：心理教育．加藤正明編：新版精神医学事典，弘文堂，東京，p.414，1993．
11) 大島巌：家族ニーズアセスメントとEE（感情表出）評価の方法．金剛出版，東京，（印刷中）．
12) 上原徹：家族への援助とサイコエデュケーション．こころの科学，97；72-78，2001．
13) 上原徹，後藤雅博：感情表出（EE）．臨床精神医学，33（増）；96-103，2004．

第2章　家族心理教育ガイドライン

川嶋義章

1．心理教育プログラム発展の背景

　統合失調症に対する家族心理教育プログラムは，1970年後半から欧米で注目されるようになった。その背景には，(1) 脱病院化によって家庭でのケアの重要性が増してきたこと，(2) 早期退院による回転ドア現象の解消，(3) インフォームド・コンセントが重視されるようになったこと，(4) 精神障害の生物学的研究（特にストレス―脆弱性モデル）の進歩，(5) 家族を病因とする見方が衰退し，感情表出（EE）研究などの発展から，家族の治療へ貢献する能力が評価されるようになったこと，(6) 家族会や当事者グループなど家族と患者の権利を守る運動が発展したこと，などがあげられる[2,5]。

　わが国でも，1987年精神保健法が制定されて以来，インフォームド・コンセントが重視されるようになり，社会復帰施設・グループホームの普及，デイケアやさまざまな職業リハビリテーション政策などを通して，精神保健政策も，入院中心から地域中心へ，さらに自立と社会参加を目指す方向へと転換しつつある。このような流れの中，精神障害者およびその家族が自らの病気や障害を知り，さまざまなリハビリテーションプログラムや地域援助プログラムを利用し，社会参加するうえで生じてくる諸問題・諸困難を主体的に解決できるように援助する心理教育プログラムは，心理社会的治療の「要」として位置づけられている[8]。

1）なぜ家族を対象とするのか？

　心理教育プログラムが患者本人以上に家族を対象に発展してきた背景に

表1 家族心理教育プログラムに参加した患者の再発率[14]

			治療期間での％再発率			
	参加者	治療期間(月)	単家族	単家族+複合家族	複合家族	標準的治療
ファルーン（Falloon）ら（1984）	36	24	17			83
レフ（Leff）ら（1985）	19	24		14		78
タリア（Tarrier）ら（1989）	44	9	33			59
レフら（1990）	23	24	33		36	
ハガティ（Hogarty）ら（1991）	67	24	32			67
クシャン（Xiong）ら（1994）	63	18		44		64
ツァング（Zhang）ら（1994）	83	18		15		54
ランドルフ（Randolph）ら（1994）	41	12	10			40
マクファーレン（Mcfarlane），リンク（Link）ら（1995）	34	48	83		50	
マクファーレン（Mcfarlane），ルーケンス（Lukens）ら（1995）	172	24	44		25	
スクーラー（Schooler）ら（1997）	313	12/24		29	35	
総数，平均	895	19.7	29.0	25.5	28.0	63

は，批判や敵意・過度な情緒的巻き込まれを示す高EE家族のもとへ退院した患者は，低EE家族のもとへ退院した患者と比べて，再発率が有意に高い（退院後9カ月で高EE家族では50％以上，低EE家族では13〜17％）とした初期のブラウンら（Brown, G.W., 1962, 1972），ヴォーンとレフ（Vaughn, C., Leff, J., 1976），およびヴォーンら（1984）の研究がある[12]。このような再発に対する家族のEEの影響は，薬物療法を継続している患者でも認められ（高EE家族では薬物療法を継続していても44％の患者が再発する）[12]，EEは薬物療法から独立した再発の予測因子として考えられるようになった。しかしながら，高EEが低EEへ変化することだけで家族介入の効果のすべてを説明できないことから，現在EEの状態にかかわらず，すべての患者・家族が心理教育プログラムの対象となっている[16]。

現在まで家族心理教育プログラムの有効性が数多く報告されている（表1）。

2) 心理教育プログラムの位置づけ

　これらのエビデンスを受けて，1999年のアメリカ精神医学会（American Psychiatric Association：APA）による治療ガイドラインは，急性期からの継続的な患者・家族教育を勧めており[1]，また厳密なエビデンスに基づいて治療の推奨を行う統合失調症―患者研究結果調査チーム（The Schizophrenia Patient Outcomes Research Team：PORT）は，疾病教育・危機介入・情緒的サポート・病気の症状および関連した問題に対処する対処技能の訓練などを含む，9カ月以上の家族介入を推奨している[13]。

3) 心理教育プログラムの原則

　心理教育プログラムには，形態（複数の家族が集まる複合家族，単家族，これらの組み合わせ），構造（患者を含む・含まない），治療期間，頻度，場（病院，地域，自宅）などによってさまざまなモデルに分類される。近年，レフ，ファルーン（Falloon, I.R.），マクファーレン（McFarlane, W.R.）ら世界統合失調症団体の指導者らが中心となり，効果的な家族心理教育プログラムの原則についてのコンセンサスが以下のように示された[15,16]。

- すべての人が協働的（collaborative）・支持的な協力関係を保ちながら共通の目標を達成できるように，治療およびリハビリテーションのすべての要素が調整されること。
- 患者の社会的・臨床的ニーズの両者に注意が払われること。
- 最適な薬物療法が提供されること。
- 家族の心配は傾聴され，治療の計画・実施に当たって家族は対等なパートナーとして参加すること。
- 家族の治療プログラムへの期待，患者への期待が追求されること。
- 患者を支える上での家族の力量と限界が評価されること。
- 情緒的苦悩に敏感であることによって，家族が葛藤を解決できるように援助すること。

- 喪失感情を取り扱うこと。
- 適切な時に適切な情報が患者および家族に提供されること。
- 明瞭な危機介入の計画と専門家による対応が提供されること。
- 家族間でのコミュニケーションが改善されるように援助すること。
- 構造化された問題解決技法によって家族の問題解決能力を高めること。
- 家族が社会的なサポートネットワークを広げられるように援助すること。
- 家族のニーズに対応するため柔軟な体制がとれること。

2．これまで効果が実証されてきた家族介入モデル

1）行動療法的家族マネージメント（Behaviour Family Management：BFM）

　ファルーンらによって開発された家族介入プログラムである。患者を含めた単家族を対象とし，教育的プログラムに加え，構造化された問題解決・コミュニケーション技術のトレーニングを，セラピストが自宅に訪問して行う。最初の3カ月間は週に1回，次の3カ月間は2週に1回，その後月に1回などといった集中的な家族介入を1～2年続ける[3]。ファルーンらの報告によると，支持的個人療法を対照とした場合，治療開始9カ月後の再発率は家族介入群6％，対照群44％で有意に介入群が低く[3]，さらに月に1回の家族のフォローアップを続けたところ，この再発予防効果は2年後にも維持されたという（17％ vs 83％）[4]。

2）家族心理教育モデル

　アンダーソン（Anderson, C.M.）らによって開発されたモデル[2]。複数家族を集めた1日コースのワークショップ（サバイバルスキルワークショップ）を開催し，病気に関連した問題への対処法を含めた教育的プログラムを実施（その際患者は含まない。治療初期の1日がかりのワークショップは患者にとって負担が大きいこと，発病初期は患者がいない方が家族

も気持ちを話し易いことなどがその理由)。その後定期的(ほぼ2週間に1回)な単家族(患者を含む)の家族セッション,電話による相談,危機介入の面接などが継続される(約1年,あるいはそれ以上)。ハガティ(Hogarty, G.E.)らは,高EE家族に対し,薬物療法を調整した上で,家族心理教育に参加したグループ(a),SST(1〜2週に1回)に参加したグループ(b),両者を併用したグループ(c),通常の支持的精神療法を受けたグループ(d)とで再発率を比較し,家族心理教育の有効性を報告した(1年間治療を継続した場合,再発率は,a群19%,b群20%,c群0%,d群38%,2年間治療を継続した場合,a群29%,b群50%,c群25%,d群62%)[6,7]。

3) 家族グループ(ファミリーワーク)

レフらは,統合失調症の教育プログラム(自宅で2回程度行う。当初患者を含めなかったが,次第に含めるようになる),家族グループ(2週間から月に1回程度。家族が気持ちを話し易いように患者を含まない),さらに家族グループを補う形での単家族セッション(患者を含み自宅で行う。回数はその家族に応じて異なる)を社会治療パッケージとして提唱した[9]。これを再発のハイリスク群(高EE家族で患者─家族の接触時間が長い)に施行したところ,対照群と比べて明らかに再発予防効果を示したという(9カ月後で9% vs 50%)[10]。さらに数回の家族グループ,家庭訪問および電話による対応,などによる2年間のフォローアップによっても,この再発予防効果は維持されたという(14% vs 78%)[11]。

レフらは家族を治療するのではなく,家族とともに協働して統合失調症患者の生活を援助するという立場から,自らのアプローチをファミリーワークと名づけている[9]。

4) 心理教育的複合家族グループ

複合家族グループは,複数の患者・家族が参加する形態である。情報提

供，問題解決・対処技能の向上に加え，サポートネットワークの拡大，さらに他の家族との交流を通して自らの家族関係を再検討するなど家族機能の改善といった効果が期待できる[15]。マクファーレンらは複合家族グループ（2週に1回）を単家族への心理教育的介入と比較した。介入開始後2年間の再発率は両者共に通常の半分以下であったが，複合家族グループは単家族への介入群よりもさらに低かったという（16％ vs 27％）[14]。その他，精神症状の改善，服薬コンプライアンスの改善，さらにACT（Assertive Community Treatment）と統合することで，雇用状況の改善にも効果があったと報告している[14]。

5）家族カウンセリング

ウィン（Wynne, L.C.）らによって提唱された。治療者（多くは患者の主治医）が，患者・家族と個別に定期的に面接する。家族システムの変化よりも，患者・家族を支持し，個別の問題についての解決を支援する。セッションの回数は必要に応じて異なる。構造化されていないため，さまざまな状況で利用可能である。

6）その他の家族介入

家族を対象としたより短期間の家族教育プログラムでも，本人の再発予防効果は確認されなくとも，精神障害・社会資源に対する家族の知識，問題に対する家族の自己効力感などが高まる可能性が示唆されている[15,16]。

またアメリカでは精神障害者の全国組織NAMIにより，訓練を受けた家族が他の家族に情報を提供したり，問題解決技能やセルフケア技能を伝達するなどの，家族から家族へのプログラム（Family-to-Family Education Program）が広まりつつあり，家族の負担・心配を軽減させるなどの有用性が指摘されている[15,16]。

3.「心理教育を中心とした心理社会的援助プログラムガイドライン」について

わが国では，厚生労働省の委託を受けた「統合失調症の治療およびリハビリテーションのガイドライン作成と実証的研究班（班長：浦田重治郎）」が，1998年より国立精神療養所などにおいて介入評価研究を行い，「心理教育を中心とした心理社会的援助プログラムガイドライン（暫定版）」（以下「心理教育ガイドライン」とする）を作成した[8]。これは，わが国の医療機関において，統合失調症を持つ本人およびその家族に対して，心理教育を最も効果的な方法で実施するための指針を示したものである。

1）心理教育の目標・原則
このガイドラインの中で心理教育は，
①精神障害やエイズなど受容しにくい問題を持つ人たちやその家族に対して（対象），
②正しい知識や情報を心理面への十分な配慮をしながら伝え（方法1），
③病気や障害の結果もたらされる諸問題・諸困難に対する対処法を修得してもらうことによって（方法2），
④主体的な療養生活を営めるようにする（目的）技法，
と定義されている。すなわち心理教育は，単に対象者に必要な知識・情報を提供するだけでなく，その人たちが困難を乗り越えるための知識や技術を獲得し，現実に立ち向かうことができる力量を身につけること（empowerment），困難を解決できる自信（self-efficacy）や自己決定・自己選択の力を身につけること，リハビリテーションプログラムなどの援助資源を主体的に利用できるようになれること，などを目指している。

さらに心理教育を実施する上での原則として，
①利用者（消費者）重視の考え方
利用者の視点に立ち，利用者にとって必要かつ役に立つ知識・情報の提

供を心掛ける。
②障害者本人および家族の双方に対する援助の必要性
　EE研究の結果などから，家族への支援は精神障害者本人への支援と同様に重要な意味を持つことに留意する。
③他のリハビリテーションプログラムとの連携
　心理教育は，他のリハビリテーションプログラムの活用を促すように，他のプログラムと連携して運用される必要がある。
④地域ケアプログラムとの連携
　心理教育は，地域リハビリテーションに上手に移行できるように，地域リハビリテーションプログラムと連携して運用される必要がある。また対象者の地域生活能力を適切に評価し，必要なサービスを調整するケアマネジメントの技法，障害者本人や家族が相互に援助し合うセルフヘルプグループを育成するためのピアグループ支援も重要である。
⑤ケアシステム整備の必要性
　以上の取り組みは，個人や特定の職種のみによっての実現は困難である。病院内では多職種によるチームアプローチが，地域では関係機関との連携が不可欠である。
などがあげられている。

2）心理教育の分類

　心理教育ガイドラインでは，心理教育を，その種類・実践する時期・対象によって以下のように分類している。

　a．心理教育の種類
・心理教育的な面接：個人または家族面接の中で，心理教育を実施するもの。
・心理教育的プログラム：体系的な心理教育を，1回2時間，5回で1クールなど，明確な構造を決めて実施するもの。
・心理教育関連プログラム：明確な構造を決めて実施するが，認知行動療

法，服薬教室，自助グループなど，心理教育以外の要素も含まれるもの．
　ｂ．実践する時期・対象による分類
・急性期から回復期（家族対象，本人対象）
・リハビリテーション期（家族対象，本人対象）
・長期入院中の場合（家族対象，本人対象）
・地域生活をしている場合（家族対象，本人対象）
　さらに，それぞれ単独（本人単独・単家族）かグループか（当事者あるいは家族によるグループ）で48種類のプログラムが考えうる[5]。ガイドラインではそれぞれについて，スタンダード（全例に実施が望ましい），推奨（参加者の意向・適用を考慮した上で実施が望ましい），オプション（さまざまな状況を考慮して，可能であれば実施が望ましい）として必須度を分けて，利用者の便宜をはかっている．具体的な内容を表2～9にして示した．

　3）心理教育の進め方
　グループにおける心理教育プログラムの進め方について以下に示す．
　ａ．基本的な構造
・5～10回のプログラムで1回2時間程度（時間はそれぞれの時期で異なる．負担度に配慮）．
・人数は5～10人（これも時期や参加者の特性による）．
・間隔は，1～2週間に1回（急性期・リハビリテーション期）から1カ月に1回（地域における心理教育）程度．
・最初の2～4回は情報提供を主とする教育セッション，あるいは教育セッションと小グループセッションの組み合わせ．
・後半は主として解決志向的な小グループセッション．
　ｂ．情報提供セッションの進め方
・相手の体験に配慮し経験を利用する双方向的な情報提供を心がける．
・分かりやすくテキスト，パンフレットやビデオを利用する．

表2 急性期から回復期にある患者の家族への心理教育

		適応	実施形態	実施内容	期待できるアウトカム
スタンダード	心理教育的な家族面接	全例	家族との定期的な面接 2週間に1回60分程度（状況による） 病棟スタッフも同席できることが望ましい	①家族が知りたい情報について分かりやすい言葉で説明する ②今やれることの目途がつくこと ③家族がすでにできていることを評価	家族との治療同盟の形成 家族が安心することで患者の安定に寄与
推奨	より技術を必要とする，心理教育的な家族面接	高EE家族	同上	（過度の巻き込まれ家族） これまでの家族の対処を肯定的に評価 病気の基底には生物学的脆弱性があり，家族が原因ではないことを強調など （批判・敵意の高い家族） 家族の不満・愚痴に対する積極的傾聴 症状についての医学的説明など 連携の関係づくり	同上
	心理教育プログラム				
	家族への心理教育グループ	動機のある家族	10名前後，8-10回で1クール スタッフは3名以上（リーダー，コリーダー，板書）	教育プログラム 問題解決・解決志向型のグループワーク	再発率の低下 患者への拒否感の低下 高い自己効力感の維持など
	単一家族心理教育	ある程度話し合える家族 家庭内での共通の困難がある場合	2週に1回，90分で5回程度 月に1回，90分で10回程度	ファミリーワーク 行動療法的家族指導 アンダーソンの心理教育	再発防止効果 個別の問題を扱いやすい
	複合家族心理教育	仲間体験を希望する患者・家族	10名前後（家族と本人が参加） スタッフは3名以上（リーダー，コリーダー，板書）	教育プログラム 問題解決・解決志向型のグループワーク	家族相互のエンパワーメントが期待できる
オプション	心理教育関連プログラム				
	家族のセルフヘルプグループ	心理教育グループを体験後，今後も集まりを希望した家族	家族のニーズに合わせる スタッフはサポート役。最大2名	体験の共有 食事会，講演会，旅行など	家族相互のエンパワーメント

（文献8より改変）

表3　急性期から回復期にある患者本人への心理教育

		適応	実施形態	実施内容	期待できるアウトカム
スタンダード	心理教育的な面接	全例	主に主治医が行う 外来：1-2週に1回，30分程度 入院：週に2-5回，個人面接の中で	病気の診立てと見通し，治療方法，薬物療法の効果と副作用，入院治療などについて患者のニーズに応じた説明と同意	治療同盟の形成 服薬遵守の向上
推奨	心理教育的な面接	全例	同上	発症・再発の衝撃を和らげるような精神療法的アプローチ 今後の治療継続のための生物心理社会的統合失調症モデルの提供	同上
	パンフレットを用いた心理教育的面接	ある程度落ち着いた患者	同上	パンフレットを介して心理教育的な情報のやり取り（市販のものも利用可）	ユーザーによる評価
	心理教育プログラム				
	当事者への心理教育プログラム	1時間のグループに参加可能で出席者の発言を理解できる患者	週1回1時間，5-10回程度 参加者は5-10名程度 スタッフは2-3名	教育プログラム 体験の共有 対処法の練習	知識度の向上 治療遵守性の向上 陰性症状の改善など
	単一家族心理教育	家族への心理教育参照			
	複合家族心理教育	家族への心理教育参照			
	心理教育関連プログラム				
	服薬教室などオープン形式によるもの	ほとんどの患者	オープン形式 週1回1時間程度，5回1クールなど スタッフは2名程度	教育プログラム 参加者の意見交換	
	服薬自己管理モジュール	リハビリテーション期にある本人への心理教育参照			
	症状自己管理モジュール	リハビリテーション期にある本人への心理教育参照			

（文献8より改変）

表4 リハビリテーション期にある患者の家族への心理教育

		適応	実施形態	実施内容	期待できるアウトカム
スタンダード	心理教育的面接	基本的に全例	リハビリテーション期の主治療者とその他のスタッフ 家族のみ、あるいは患者・家族同席面接	(すでに心理教育が実施されている場合) リハビリテーションに関連する部分に重点を置いた振り返り (心理教育が未実施の場合) 精神障害とその治療法についての情報提供、リハビリテーションプログラムへの協力関係の形成	リハビリテーションプログラムへの協力関係の形成 ドロップアウトの防止 過剰な期待、過剰な激励の防止など
推奨	心理教育的家族面接	心理教育が未実施の家族 変化に際して不安が強い家族 プログラムの進行に対する意見の不一致	同上	家族心理教育プログラムに導入するための面接として実施	同上
	心理教育プログラム				
	単一家族心理教育	急性期の家族心理教育と同じ			
	複合家族心理教育	急性期の家族心理教育と同じ			
オプション	家族のSST	家庭でのコミュニケーションの練習 批判的言動が強い家族	週1回から月1回	他の家族員への協力の求め方 医療スタッフ、近所の人への対応の仕方 肯定的表現の仕方などを訓練する	BFMやファミリーワーク、SSTの効果に準ずる
	症状自己管理モジュール	リハビリテーション期の本人への心理教育参照	家族・患者が共に参加		
	家族会への参加	全例	地域家族会 (市町村単位) 複合家族心理教育グループを母体としたフォローアップグループやOB会 月1回から2カ月に1回。初期はスタッフが進行するが、徐々に家族自身が運営		家族会活動の効果に準ずる

(文献8より改変)

表5　リハビリテーション期にある患者本人への心理教育

		適応	実施形態	実施内容	期待できるアウトカム
スタンダード	心理教育的な面接	全例	2週間に1回程度の定期的な個人面接　節目節目での患者・家族同席面接	生活障害とリハビリテーション，社会資源についての情報提供	治療同盟の形成　服薬遵守の向上　精神症状の安定化など
推奨	心理教育的な面接	不安・抑うつなどの自覚症状が強い患者　障害による心理・社会的影響について関心が強い患者	同上	個人精神療法による挫折感からの救出　病識形成や対処能力を標的とした面接　障害受容への精神療法的アプローチ	同上
	心理教育プログラム				
	精神障害者本人への心理教育グループ	仲間集団への関心とその刺激や緊張にある程度耐性がある	週1回1時間，5-10回程度（デイケアプログラムとして行われることも）8名前後，スタッフは2名	教育プログラム　お互いの体験の共有，相互交流　対処法の練習	疾患に関する知識の増加　QOLと社会的機能の改善など
	単一家族心理教育	急性期家族心理教育プログラム参照			
	複合家族心理教育	急性期家族心理教育プログラム参照			
	心理教育関連プログラム				
	服薬教室（情報提供中心）	全例	週1回1時間，3-5回程度　小グループから大グループまで　スタッフ2名程度	情報提供が主体　質問を受けるなど双方向の交流を取り入れる	服薬知識の向上　前向きな態度
	服薬自己管理モジュール	ほぼ全例	週1-2回，1回1時間，合計14-20回　4-10名程度，スタッフ2名　ビデオ教材・ポスター・板書・ワークブックなどを用いる。	抗精神病薬の効果，服用方法，副作用と対処法，薬についての相談の仕方など　7つの学習ステップ（導入，ビデオ学習，ロールプレイ，社会資源の確保，問題の対処方法，スタッフ同伴での実地練習，宿題）	服薬知識と対処技能の改善

（次頁につづく）

表5　リハビリテーション期にある患者本人への心理教育（続き）

推奨	心理教育関連プログラム				
	症状自己管理モジュール	ほぼ全例 救急時のサポートシステムの形成が必要	同上	前駆症状のモニターと対処法、持続症状への対処法、アルコールを避けるなど7つの学習ステップ	再発防止
	地域生活への再参加プログラム	退院の動機を持つ人 退院した人でも再入院のリスクの高い人	週1-2回、1回1時間、合計16回 4-10名程度 スタッフ2名	退院準備のセッションと服薬自己管理モジュール・症状自己管理モジュールを短縮して組み合わせたもの	退院後の治療継続や退院促進
オプション	心理教育関連プログラム				
	セルフヘルプグループ	興味関心のある患者	多様		心理教育関連プログラムを実施しやすくなる基盤や媒体としての役割

（文献8より改変）

表6　長期入院中の患者の家族への心理教育

		適応	実施形態	実施内容	期待できるアウトカム
スタンダード	家族面接	可能な限り全例	面会時や外泊の前後 主治医・担当看護師など同じスタッフが継続して話を聞く 心理教育プログラムへの橋渡し	現在の思い、現在の希望、これまでの苦労、他の家族とのこれまでの関係や経過、どんな援助を受けどんな風に努力してきたか、などに耳を傾ける	治療協力、信頼の回復など
推奨	家族教室	1-2カ月に1回来院できる家族	基本的に家族のみ 年間6-12回	国府台方式に準ずる教育プログラム 問題解決・解決志向型のグループワーク	家族との関係が改善 入院生活のQOLの改善
	心理教育的家族面接	家族教室参加者 長期入院者家族	家族教室の前後30-60分 家族教室参加スタッフ対応	家族のライフサイクル上の変化やライフイベントに即した対処行動や本人への対応	本人への理解が進む 退院や外泊受け入れの基礎作り
	単一家族心理教育	家族教室に参加しにくい 個別の困難な問題を抱えた家族など	家族、本人、スタッフ	BFMあるいはファミリーワークの枠組み	家族・本人・医療スタッフ関係の改善
オプション	複合家族心理教育	new long stayの患者など			

（文献8より改変）

表7　長期入院中の患者本人への心理教育

		適応	実施形態	実施内容	期待できるアウトカム
スタンダード	心理教育的面接	基本的に全例	定期的な個人面接（1-2週に1回）節目節目での患者・家族同席面接	本人の生活上の希望可能であればリハビリテーションの目標を話し合い，合意を得る	治療同盟の形成 服薬遵守の向上 精神症状の安定化
推奨	心理教育プログラム				
	長期在院患者本人への心理教育グループ	ほぼ全例	週1回1時間程度，5-10回程度 人数は5-8名 スタッフは複数	教育プログラム，対処法の練習など 長期入院者でも薬や疾病の関心は高い 退院した患者を招いて体験談を聞いたり実例を紹介。退院後のイメージを作る	服薬遵守など 患者同士の支えあい
	服薬自己管理モジュール	ほぼ全例 過去に服薬中断による再発・再入院した患者	週1-2回，1回1時間，合計14-20回 4-10名程度，スタッフ2名 ビデオ教材・ポスター・板書・ワークブックなどを用いる	抗精神病薬についての知識，正確な服薬方法，副作用の種類とモニターの方法，副作用のあった時の対応の仕方などについて 解説・ロールプレイ・宿題	服薬知識と対処技能の改善
	症状自己管理モジュール	ほぼ全例 陽性症状が残存する患者 再発防止の対策が理解できていない患者	同上	再発前駆症状を見つける方法，セルフモニタリングの方法，持続症状に対処する方法，アルコールなどを避ける方法など 解説・ロールプレイ・宿題	再発予防
	地域生活への再参加プログラム	退院が目標となる長期在院患者	週1-2回，1回1時間，合計16回 4-10名程度 スタッフ2名	退院準備のセッションと服薬自己管理モジュール・症状自己管理モジュールを短縮して組み合わせたもの	退院後の治療継続や退院促進

（文献8より改変）

表8　地域における家族への心理教育

	適応	実施形態	実施内容	期待できるアウトカム
医療機関における家族心理教育	紹介されてきたケースほぼ全例	10人前後スタッフは3名以上	教育プログラム 問題解決・解決志向型のグループワーク	リハビリテーション期の家族心理教育と同じ
地域精神保健福祉機関における家族心理教育				
コース制家族教室	広報あるいは紹介によるケース 事前に家族のニーズが把握できない場合はプログラム中で明らかにする	2週-1カ月に1回、4-6回コース、1回2時間程度 参加人数平均15名、スタッフ平均5名	教育プログラム 体験の共有 アンダーソン、マクファーレンのモデル	家族の生活困難の軽減や精神健康の向上、家族協力行動の増加、家族ケア意識の改善
定期開催される家族教室		1カ月に1回定期的に開催される 参加人数平均11名、スタッフ平均6名	教育プログラム 体験の共有	同上
家族会など当事者団体が行う家族心理教育				
家族による家族教室	広報で集まった家族	1-2週に1回、1回2（あるいは3）時間、合計12（あるいは8）回 家族がスタッフで2-3名	教育プログラム 体験の共有 セルフヘルプグループへの継続も重視	家族の生活困難の減少 社会的支援の拡大 自尊感情・自己効力感の向上など

（文献8より改変）

・精神障害の疫学・症状・ストレス脆弱性モデルによる病因論・経過・治療法，生活障害とリハビリテーション，利用できる社会資源・公的援助，などについて情報を提供する。また質問に応じた情報を提供する。
・専門家はこう考えて仕事をしているといった，率直な自己開示の姿勢が大切である。

　c．解決志向型グループセッションの進め方
・リラックスし肯定的な雰囲気で進められるように，できている対処に注目したり，工夫や努力を褒め，ねぎらう。
・困っていることについては，具体的・日常的なものになるように話題を

表9　地域における患者本人への心理教育

	適応	実施形態	実施内容	期待できるアウトカム
医療機関における精神障害をもつ患者本人への心理教育	紹介されてきたケース	リハビリテーション期の本人への心理教育と同じ	リハビリテーション期の本人への心理教育と同じ	リハビリテーション期の本人への心理教育と同じ
地域精神保健福祉機関における患者本人への心理教育		リハビリテーション期の本人への心理教育と同じ	リハビリテーション期の本人への心理教育と同じ	同上
当事者団体が行う心理教育				
精神障害者本人による心理教育グループ	広報による参加者	1-2週に1回，6-10回程度開催　リーダーは当事者のピアカウンセラー		

（文献8より改変）

絞る。
・話題を他の参加者に振って，参加者それぞれが自分の体験と比較して共有できるように進める。

[国府台方式によるグループセッションの進め方（家族・本人とも共通）]
　スタッフはリーダー・コリーダー・板書係りの最低3人。本人グループは本人の負担を考えてより短時間とする。
①グループの進め方を確認する。
②最近おきた「よかったこと」「ほっとしたこと」などを話す。
③グループの中で相談したい「困っていること」を出してもらい，ホワイトボードに板書。その中から緊急性や共通性などによって今日のテーマを決める。
④今日のテーマについて，参加者が質問などして状況を確認。体験を共有する。
⑤「この場で皆から意見を聞きたいこと」を再度確認。参加者は，さまざまな解決のアイデアを出す。アイデアは，すべて板書される。
⑥相談した人が，あげられたアイデアをチェックし，自分に合った対処法

を選択する。その時，選択にあたっての自分なりの意見を言う。
⑦必要ならば，ロールプレイや情報提供を行う。
⑧1人ひとり感想を言って，グループを閉じる。

4．おわりに

　心理教育プログラムの有効性が実証され，近年わが国でも精神保健・福祉の現場に心理教育プログラムが徐々に広がりつつある。一方，診療報酬化がいまだ実現していないこと，プログラムを実践・運営するスタッフの不足，プログラム定着に向けてシステム全体のバックアップが得られないことなどの障害があり，特に医療現場で心理教育プログラムはいまだ十分普及しているとは言いがたい。このため，日本の医療機関において心理教育プログラムを普及・促進するための方法を検討し，普及のためのツールキットを開発，そのツールキットの有用性を検討するといったプロジェクトが，厚生労働省の委託を受けて現在進行中である（塚田班心理社会的介入プログラム普及ツールキット開発研究）。

　今後心理教育プログラムが普及することによって，医療における情報公開がさらに進み，治療者と患者・家族との対等で協働的（collaborative）な治療関係が促進されるものと考えられる。

■文献

1) American Psychiatric Association：Practice guideline for treatment of patients with schizophrenia.（日本精神神経学会監訳：米国精神医学会治療ガイドライン　精神分裂病．医学書院，東京，1999.）
2) Anderson, C.M., Reiss, D.J., Hogarty, G.E.：A practitioner's guide to psychoeducation and management.（鈴木浩二，鈴木和子監訳：分裂病と家族（上，下）．金剛出版，東京，1988.）
3) Falloon, I.R., Boyd, J.L., McGill, C.W. et al.：Family management in the prevention of exacerbations of schizophrenia：a controlled study. N. Engl. J. Med., 306；1437-1440, 1982.

4) Falloon, I.R., Boyd, J.L., McGill, C.W. et al.：Family management in the prevention of morbidity of schizophrenia. Clinical outcome of a two-year longitudinal study. Arch. Gen. Psychiatry, 42；887-896, 1985.
5) 後藤雅博，川嶋義章，染矢俊幸：薬物療法における心理教育的アプローチの臨床的意義．臨床精神薬理，8；3-11，2005．
6) Hogarty, G.E., Anderson, C.M., Reiss, D.J. et al.：Family psychoeducation, social skills training, and maintenance chemotherapy in the aftercare treatment of schizophrenia. Arch. Gen. Psychiatry, 43；633-642, 1986.
7) Hogarty, G.E., Anderson, C.M., Reiss, D.J. et al.：Family psychoeducation, social skills training, and maintenance chemotherapy in the aftercare treatment of schizophrenia. Arch. Gen. Psychiatry, 48；340-347, 1991.
8) 厚生労働省精神・神経疾患研究委託費 13 指 2 統合失調症の治療およびリハビリテーションのガイドライン作成とその実証的研究（主任研究者；浦田重治郎）心理社会的介入共同研究班：心理教育を中心とした心理社会的援助プログラムガイドライン（暫定版）．厚生労働省, 2004．
9) Kuipers, L., Leff, J., Lam, D.：Family Work for Schizophrenia.（三野善央，井上新平訳：分裂病のファミリーワーク．星和書店，東京，1995．）
10) Leff, J., Kuipers, L., Berkowitz, R. et al.：A controlled trial of social intervention in the families of schizophrenic patients. Br. J. Psychiatry, 141；121-134, 1982.
11) Leff, J., Kuipers, L., Berkowitz, R. et al.：A controlled trial of social intervention in the families of schizophrenic patients：two year follow-up. Br. J. Psychiatry, 146；594-600, 1985.
12) Leff, J., Vaughn, C.：Expressed Emotion in Families.（三野善央，牛島定信訳：分裂病と家族の感情表出．金剛出版，東京，1991．）
13) Lehman, A.F., Kreyenbuhl, J., Buchanan, R.W. et al.：The Schizophrenia Patient Outcomes Research Team (PORT)：updated treatment recommendations 2003. Schizophr. Bull., 30；193-217, 2004.
14) McFarlane, W.R., Lukens, E., Link, B. et al.：Multiple-family groups and psychoeducation in the treatment of schizophrenia. Arch. Gen. Psychiatry, 52；679-687, 1995.
15) McFarlane, W.R., Dixon, L., Lukens, E. et al.：Family psychoeducation and schizophrenia：a review of the literature. J. Marital. Fam. Ther., 29；223-245, 2003.
16) Murray-Swank, A.B., Dixon, L.：Family psychoeducation as an evidence-based practice. CNS Spectr., 9；905-912, 2004.

第3章 地域生活支援における心理教育の可能性

西尾雅明

1. はじめに

　心理教育は，統合失調症家族の感情表出研究とともに発展したアプローチである。統合失調症家族の心理教育では，ストレス・脆弱性モデルの視点に基づいた疾患の基礎知識，薬物療法などの治療，利用可能な社会資源・制度，本人への対応などについて，専門家が平易な言葉を使って参加者の心の動きに配慮しながら情報提供を行う。そして，家族からのフィードバックを得るという双方向性のコミュニケーションを繰り返すなかで，専門家と家族が，日常生活で起こり得る様々な問題に対処するための共通基盤を作り上げていく。通常は，こうした「教育」的な作業と，個々の家族が置かれている状況のなかで可能かつ具体的な対処法を参加者全体で作り上げていく作業の2つを重要な要素として，心理教育は成り立っている[13]。また，各種ケアプログラムを主体的に利用し，かつ生き生きとした生活を営める力量が身につくよう援助することで，心理教育は総体として家族をエンパワメントする[7]。

　本稿では，包括型地域生活支援プログラム（Assertive Community Treatment：以下，ACT）での家族支援に触れながら，地域生活支援における心理教育の可能性について考察する。

2. 精神保健・福祉サービスにおける心理教育の位置づけ

1）利用者の地域生活を支援するものとして

　心理教育の基盤とも言える英国の感情表出研究は，米国に先駆けて展開された脱施設化と地域ケアの副産物であった。英国では1950年代以降に精神科病床数の減少が始まるが，多くの患者は「回転ドア現象」と呼ばれる頻回の再発・入退院を繰り返していた。ブラウン（Brown, G.W.）らは，長期入院を経て退院した男性の統合失調症患者の転帰を追跡し，退院後に家族と暮らす患者は，1人で暮らす患者よりも予後が悪いという結果を得た。その後に立ち上げられた，家族環境の何が予後に影響を与えるのかを明確にするためのプロジェクトで，感情表出の理論が構築されていく[8]。彼らは，患者に対して家族が表出する感情を測定するために，カンバウェル家族面接（Camberwell Family Interview）という半構造化された面接を開発し，①批判的コメント，②敵意，③感情的巻き込まれすぎ，④暖かみ，⑤肯定的言辞，の5項目を測定した。①〜③のいずれかで閾値以上の評価がなされた家族員を高EE（High Expressed Emotion）とし，それ以外の家族員を低EE（Low Expressed Emotion）と評価すると，高EE家族と同居する患者は低EE家族と同居する患者に比べて，退院9カ月後の再発率が有意に高かった[8,29]。

　ブラウンらの研究を引き継いだレフ（Leff, J.）らは，高EE家族と暮らす患者群の再発率の高さとともに，患者と高EE家族との直接接触時間が短いことと抗精神病薬の維持療法の両者が再発予防に重要であることを示した。以後，国際的追試研究や併存的妥当性の研究が続々と行われるようになり，各国の研究者が英国でEE評価の訓練を受け，自国の文化圏・自国語で家族のEEと統合失調症再発の関連を実証してきた。我が国では，伊藤らの追試研究などがある[5,6,8,29]。また，対照群をおき，介入群の高EE家族にはEE低下に必要な治療パッケージを提供することで，患者の

再発率低下を実証する研究が各国で行われた。その結果，家族心理教育と対処技能の改善を志向した長期の家族支援は，1～2年間にわたって患者の再発脆弱性を減じ，社会適応などの転帰を改善することが示唆されている[24]。

このように感情表出研究とそれに基づく臨床アプローチの歴史を俯瞰していくと，1960年以前の欧米諸国，或いは1990年以前の我が国において一種の「家族支援」として機能してきた隔離収容施策の方向転換によって，つまり，入院生活が当たり前とされていた統合失調症患者が地域生活を送るというパラダイム変化のなかで家族心理教育が発展してきたことは明らかであり，利用者の地域生活を支援するものとしての心理教育の位置づけを忘れてはならない[12]。

2）生活の場で真価を発揮するものとして

これまで，我が国の統合失調症家族心理教育は，入院中或いは在宅患者の家族を対象とし，本人を含まない複数の家族から構成されるグループの形で，家族教室と呼ばれて病院や保健所などで開催されることが多かった。最近では，本人を含んだ複数の家族から構成される複合家族グループ（multiple family group）も実施されるようになってきており，家族の負荷が軽減され，困難を乗り越えるための技術や力量を身につけることがより効果的になされると考えられている[4,13]。一方，本人の病状に振り回されたり，高齢であるなど，家族が本人を残して家を離れづらいケースではグループへの参加率が低下するため，専門家が積極的に自宅に足を運び，そこで本人や家族に対して心理教育プログラムを実施する視点も重要である[13,20]。しかし，ここでは，対象が単家族か複合家族かを問わず，利用者・家族の生活の場でなされる心理教育の利点を積極的に強調しておきたい。

まず，治療共同体の実践で有名になったスコットランドのディングルトン病院における実践活動を紹介する[1]。1970年代以降，ディングルトン病

院では，精神障害をもつ人々が家庭，またはそれに準ずる場所で自立できるよう支援するため，ディングルトン・モデルと呼ばれる在宅中心のケアの在り方を確立していった。「まだ症状があり入院が必要だ」といった姿勢から，「ひょっとしたら病院の外で生活する方が幸せで，病気を乗り越えられるのではないか」という姿勢に転換がなされ，「どのくらい入院することになるのかは，どのくらいで回復するかではなく，いつ外来患者として治療がなされうるかが目安である。できるだけ早く患者をコミュニティの生活に戻す」ことが方針とされた。そのため，異職種のペアチームによる自宅での迅速な，家族も視野に入れた危機介入が重視されるようになった。「原因になる背景の半分が目の前にある。外来患者を殺菌された診察室に移動させ，不完全な生活の有り様を想像していくような，患者の日常生活と違った姿を診るのではなく，家庭訪問をすることで直接的に経験して理解する」と，70年代にディングルトンで学び，後にこれをロンドン南部に伝えたバーンズ（Burns, T.）は本書の中で語っている[16]。

　我が国では，酒井が，地域生活支援センターでの訪問による家族支援の実践から，その意義として「支援者からの接近によって，家庭内役割から相談したくとも外出できない家族構成員にとっての身近な存在となれる」，「生活場面面接とも言うべき，家庭訪問での何気ない会話の中から，長い経過の中で家族がおかれた様々な状況を知ることができ，家族が積極的に主体的に生きられることへの支援が可能となる」と述べている[25]。

　実際，自宅の構造を見て初めて，家族同士が物理的な距離をとることの困難さが理解できたり，部屋の乱雑さを知ることで，薬を紛失しやすくなっている状況を把握することが可能となる。訪問中に家族同士の諍いが生じた時は，日常の対処行動を目の当たりにすることで，より良い対応のための具体的な提案をすることができる。こうした実践は，生活の場に訪問し，そこで何が必要とされているかを関係性のなかで査定しながら，個別性を重視して関わっていく心理教育の可能性につながるものである。

　とは言え，ニーズをもった家族に対して地域で家族支援が提供しにくい

理由として，専門職の意識が低いことが挙げられており[22]，また渋澤は，狭義のプログラム化された援助実践以外に差別や貧困など，当事者と家族を取り巻く環境とその改善に目を向けることを求め，そのような意味で専門職の意識改革の必要性を訴えている。地域ケアへの移行が叫ばれる今，精神保健・医療・福祉の専門家に対する卒前教育や卒後研修において，積極的な訪問支援サービスの位置づけを明確にすることが，心理教育の裾野を拡げることにつながる。

3．ACT と家族支援

1）ACT とは

　ACT は，1960 年代後半の米国で「精神障害をもつ人たちが呈する対処技能の欠損と依存性は頻回の再入院に由来するもので，必要な対処技能と自律性の獲得は現に生活している地域の中で最も良くなされうる」と考えたスタイン（Stein, L.I.）らが，ウィスコンシン州マディソンで開発した援助プログラムである。数多くの研究から入院期間減少・居住安定性改善・サービス満足度向上などの効果が実証されていて，多くの国で導入，実践されている。①対象を重い精神障害をもつ人に絞る，②多職種の専門家でチームを構成する，③集中的なサービスを提供できるよう利用者数の上限を設定する（スタッフ10名のチームでは100名程度），④1人の利用者のケアをスタッフ全員で共有する，⑤サービスの統合性を図るために必要な保健・医療・福祉・就労支援サービスのほとんどをチームが責任をもって直接提供する，⑥1日24時間・365日体制で危機介入に対応する，⑦自宅や職場などへの積極的な訪問により，利用者が実際に暮らしている環境の中で効果的な相談・支援を行う，などがその構造上の特徴である。標準モデルへの適合度評価尺度（fidelity scale）が開発されていて，これによって各 ACT プログラムが適切に運営されているかどうか評価することができる[14,17]。

最も集中的・包括的なケアマネジメントのモデルとして位置づけられており，各スタッフは，利用者との関係作り・アセスメント・ケアプラン作成・モニタリング・評価など一連のケア・プロセスに関わりながら，日々の基本的な生活支援サービスを提供していく。同時にアセスメントや様々なサービスの提供において，それぞれの職種の専門性を活かしながら活動することも求められる[14,17]。

2）ACTにおける家族支援

ACTにおける家族支援のアプローチとしては，マクファーレン（McFarlane, W.R.）らによるものが知られている[9,10,11]。彼らは，ACTと家族心理教育を統合することの利点を，家族支援付きACT（Family-Aided Assertive Community Treatment：FACT）と，単家族に対する危機対応サービスのみを行うACTとの無作為割付比較研究から導き出している。FACTは，慢性統合失調症患者の社会的ネットワーク拡大と地域定着の強化をはかるために，通常のACTと複合家族グループとを併用し，また積極的な就労支援も付加したプログラムである。12カ月後の調査で，FACT群はACT群よりも再発率が低く（22％対40％），再発後の一般雇用率が高い（16％対0％）ことが示されている。24カ月後の調査では，両群とも再入院率と症状レベルが有意に減少し，治療への参加が有意に増加した。2群の間で最も実質的な差が現れたのは，雇用率（32％対19％）であった。こうしたFACTのモデルは，欧米に比べて家族との同居率が高い我が国の精神障害者に対する地域支援に有用である可能性がある。

3）ACT-Jと家族支援

a．ACT-Jの概要

国立精神・神経センター国府台地区における試行的なACTプログラム（以下，ACT-J）は，重い精神障害をもつ精神医療の頻回利用者が，でき

る限り安定した質の高い生活を地域で送り続けられるよう支援することを目標に，2003（平成15）年5月から臨床活動が開始され，現在は80名を超える利用者にサービスを提供している。重症精神障害者に対象を絞っていること，24時間体制で医療・福祉・就労支援を含めた包括的なサービスを訪問を中心に直接提供していることなど，諸外国のプログラム・モデルへの高い適合度を有し，そのパイロット研究でも，ACT利用前後での精神科入院日数の減少などが明らかにされつつある[18]。

b．ACT-Jにおける家族支援

諸外国と異なり，在宅患者の多くが家族と同居する事情をもつ日本でのACTでは，家族支援がいっそう重要性を増す。本人の頻回入院や家庭でのトラブルが繰り返されてきたことで，同居家族の生活困難感も強く，それが家庭内の情緒的雰囲気にも影響を与えているケースが多い。そのためACT-Jでは，以下の4つの要素を中心に家族支援を展開している[15,28]。

①家族のニーズの把握とケアマネジメント

家族が本人への協力者である以前に1人の生活者であって，そのニーズと本人のニーズが異なることを前提に家族の立場で話を聴き，家族自身が充実した生活を送れるようになるための支援計画を個別に作成する。

②家族に対する直接支援

家族の話を聴いたり，本人への対処法を一緒に考えたりするなどの直接的なサービスである。ACT-Jでは，家族心理教育グループなど構造化されたプログラムの他にも，オフィスや自宅，移動中の車内など多様な場で，必要に応じて家族との面接を実施している。利用者と家族の状況によっては，ITTと呼ばれる個別援助チームに家族支援担当者を加え，本人担当との役割分担を明確にすることで，こうした活動を円滑に行うようにしている。

③家族と本人の関係調整

家族に代わって本人への支援を行う，或いは本人が家族の援助なしにできることを増やすことを目的とした支援である。感情的に巻き込まれすぎ

た家庭においては，家族構成員間の距離を保ち，本人の潜在的な能力を見いだして自立をサポートすることにもつながる。家族との同居から単身アパート生活に移行する利用者の支援がその代表的なものである。

④家族心理教育

毎月オフィスにて，利用者の家族に対象を限定した家族心理教育グループを開催している。家族自身が高齢や身体疾患のために外出が困難，利用者の介護で家庭を離れづらい，施設で実施されるグループでのプログラムに参加する動機付けができていない，などの理由で家族心理教育グループに参加できない家族に対しては，訪問による家庭での単家族心理教育も考慮している。

　c．ACT-J 利用者の家族支援ニーズと支援の実施度

月野木ら[28]は，2005（平成17）年10月の時点で63家族を対象とし，自記式調査票（家族に対する直接支援の質問9項目と本人に対する支援を家族に代わって行う間接支援の質問5項目）への回答が得られた48家族（76％）を分析対象として ACT-J における家族支援のニーズを明らかにした。回答者は，母親が66％と最も多く，年齢は40.4％が50歳代で，8割以上が本人と同居しており，本人の平均年齢は35.7歳，男女比はほぼ同程度であった。直接支援のニーズとして高い項目は，「家族の立場になって話を聴く」が68.1％，低い項目は，「家族のレジャーやリラックスのための支援を行う」「家族自身の生活の目標を話し合う」「家族のためのケアプラン作り」であり，実施度も同様の結果であった。また，間接支援に関しては，「本人の話をよく聴き，精神的支えになる」が81.3％，他の項目においても，「やや必要である」を含めると8割を超え，高い割合で必要性が実感されていた。実施度は，「ある程度実施された」を含めると7割以上の家族が実施されていると回答していた。以上から，家族自身は「家族よりもまず本人」の支援を求めていることが示唆された。とは言え，ACT-J の支援開始から長い家族でも2年程度の時期に調査が施行されていることを考慮すると，「家族自身の生活向上に関するニーズ」が十分に

語られる関係性を支援者と築くプロセスでの結果と捉えることもできる。さらに，利用者の加入基準に頻回入院を挙げているため負荷がかかっている家族が多く，それが「家族よりもまず本人」という結果につながっていると考えられた。

4）ACT-Jにおける家族支援から
a．家族の疾病観を尊重しつつ関わること

頻回に入退院を繰り返す利用者の家族は，入院時の本人の言動に傷つくなどして，それだけ多くの心理的負担を抱えており，医療への不信感も根強いものである。そして，長期にわたる本人へのケアの体験から，家族自身の疾病観も固定されていて，通常の家族教室での変化は十分に期待できないことが多い。西園[21]も，病因にしても症状への対処にしても，家族が患者との生活で体得した固有の疾患モデルがあり，この信念体系を明らかにせず知識のパッケージのみ提供しても，家族の態度を変えるには至らないことが多いこと，罹病期間が長くなるほど，家族なりの疾病観が固定化し修正が困難になる，と述べている。例えば，過去に常識はずれの抗精神病薬大量投与を受けていた罹病期間の長い利用者の家族は，本人の幻覚・妄想を以前の治療の不可逆的な副作用であると捉え，これまで多くの主治医からの説明や家族教室への参加にもかかわらず，本人が退院するたびに薬を自己判断で減量・中止させることを繰り返し，結果としてそのたびに再入院という事態を引き起こしていた。このような時は，いたずらに専門家として常識的な医学知識を振りかざすのではなく，家族自身がそのような信念体系を持つにいたった背景に想いを馳せつつ，早急な変化を求めないで，クライシスの機会を捉えて信頼関係を醸成しながら粘り強く，これまでとは別の対応を含めた選択肢を提供し続けると，希望が見えてくるものである。これらのことは，まさに個別性や関係性を重視した心理教育に通じるものと思われる。

b．家族分離によって生じる不安を解消する具体的な手だてを講じるこ

と

　感情的巻き込まれの強い家族で，利用者も家族も高齢化している場合，同居という生活形態を継続しながらコミュニケーションの変化を期待することは困難な場合が多い。実際，むしろ本人が自宅を出て別居をした方が，疾病の安定と本人の自立にとって好ましいと思われる事例がある。しかし，巻き込まれの度合いが強い場合，そして一方で，家族の庇護下に置かれた本人しか目にする機会がなくなっている家族にとっては，本人の単身生活のイメージが湧きづらい。食事は確保できるのか，外来で処方された薬を大量服薬しないかと，不安が尽きることがない。服薬自己管理は重要だが，完全に自己管理できるようになるまで家族との同居を続けていると，依存性がさらに増してしまったり，環境的ストレスで再発するなど本末転倒の事態に陥ってしまう。このような時に，ACT の包括的な訪問主体の支援によって，転居準備や食事など日常生活の支援，さらに頻回の薬のデリバリーと訪問先での心理教育を提供し，まずはストレスフルな環境から離れ，家族なしに少しでも自立的な生活を試してみることが有効な場合がある。実際に機会が与えられると本人の隠された能力が見えてくるし，家族も距離を置き負担がとれることで，本人への対応が変化してくることがある。ACT は，これまでであれば「独りでは暮らせない」と，単身生活に踏み切れなかった本人・家族を心理的・物理的にサポートすることで，高 EE 家族に対する心理教育と家族支援の実践を後押しする機能を持つと言える。

　　c．家族に対する就労支援が時に有効であること

　配偶者をもつ利用者の場合，夫が休職していて接触時間が長くなっていることに対するストレスや，経済的不安を抱えていることがある。また，家庭での日常生活上の些細な問題行動を妻に批判され続けることが負担となっている利用者もいる。家族が利用者の世話に追われる生活を送るのでなく，家族自身が生き甲斐や自尊心を保てるようにサポートすることが心理教育の目指すところであるが，実際に行動レベルでどう援助するかが問われるところである。このような時に，家族支援のバリエーションとして

家族に対する就労支援が大きな効果をもたらすことがある。ACT-J では，就労が本人の主観的な回復観にとって重要な要素であるとの見方に基づき，個別就労斡旋とサポートモデルによる援助付き雇用（Individual Placement and Support：IPS）を採り入れた就労支援を展開しているが[3,23]，状況によって家族の就労に関する支援を提供することがある。夫の復職が本人の精神的な安定につながった例，妻がパートをしたい気持ちを後押しすることで本人への攻撃性が減じた例を振り返ってみると，家族に対する就労支援のもつ意義を実感せざるを得ない。

5）ACT-J の研究結果からみた家族支援のプロセス

ACT による支援が利用者の家族関係にどのような影響を与えるのかを示した，ACT-J のパイロット・スタディに関する下記の研究報告は興味深いものがある。

Horiuchi ら[2]は，ACT-J パイロット・スタディ対象者の QOL を評価して，指標となる退院直後のベースラインと1年後の調査結果を比較している。QOL の中でも家族関係の領域についてみると，ベースラインでは家族関係の満足度と全般的な生活満足度の間に有意な相関が見られたのに対し，1年後では相関が認められなかった。また，利用者にとっての家族関係の満足度は加入後1年間で有意に低下していた。これは，心理的に家族と離れたことで内心を言語化できるようになった状況の変化と，家族と別居せざるをえなかったことへの不満の存在とともに，別居生活の継続によって利用者にとって家族の位置づけが変化して，より個人主義的な生活満足を求め始めている可能性を示唆する。

園ら[27]は，ACT-J パイロット・スタディ対象者を主に援助する家族（介入群）と，ACT-J 加入基準と同等の基準を満たす精神障害者を日常的に援助する家族会会員（対照群）に対する自記式調査を，ベースラインと約1年後に行って両群の結果を比較した。分析の結果，介入群においては，家族の協力行動数が減少し，家族の生活困難度のうち将来の不安が軽

減することが示唆された。一方で，ACTによる家族支援が家族ケアの自己効力感を低下させていることが認められた。これらの結果は，本人と家族が適切な距離を保てるよう訪問支援継続を前提に単身生活を勧めるなど，時に家族による支援を肩代わりするのみならず家族関係調整を行うACTの介入が，家族の協力行動を減少させ，将来への不安が軽減される一方で，これまで本人への支援が生活の大部分であった家族にとってはある種の喪失体験として認識され，自己効力感の低下に結びついたと解釈することができる。

以上の結果を月野木らの報告と合わせて考えると，ACTの支援を受けることによって，本人にとっての家族の位置づけが変化する。一方で，家族が本人よりも自分自身に焦点を当てて物事を考えられるようになるまでには相当な時間を要すると思われるが，比較的短期間のうちに自分たちが本人の世話をしなくてもACTがやってくれるという安心感が芽生え，同時に一種の喪失感を味わうということである。これは，感情的巻き込まれの強い家族が本人と物理的・心理的に距離をとっていくうえで必要なプロセスと考えられる。

4．おわりに

心理教育が，精神保健・福祉サービスにおいて，統合失調症に罹患した人々やその家族が質の高い地域生活を維持するために発展してきたという原点を踏まえ，生活の場での支援提供というスタイルがもつ意義について述べてきた。また，多様な支援を包括的に利用者の生活の場で提供する，ACTのなかの家族心理教育の位置づけや，加入基準を満たした利用者ゆえに教科書的な関わりでは限界があり工夫が求められる点についても触れた。

施設処遇中心でなく地域生活支援中心のケアが主流になるにつれて，統合失調症に関する心理教育の対象者は自ずから拡がっていくであろう。就

労支援は地域生活支援の要であると考えると，事業主に加えて，パターナリスティックで保護的な精神保健専門家や精神科医に対してもあらためて就労が本人にとってもつ意味や最新の就労支援の実際についてわかりやすく伝えていくための技術が問われる[3]。国民或いは地域住民に対する心理教育という視点でアンチスティグマ活動を進めていくことも，さらにその延長線上にある大切な臨床的営みであると言える[19]。

■文献
1) ディングルトン病院記録保存グループ（編著）：コミュニティ物語〜ディングルトン病院メルローズ（丹羽国子訳）．アリスト出版，2005．
2) Horiuchi, K., Nisihio, M., Oshima, I. et al.：The quality of life among persons with severe mental illness enrolled in an assertive community treatment program in Japan：1-year follow-up and analyses. Clinical Practice and Epidemiology in Mental Health, 2；18, 2006.
3) 石井雅也，西尾雅明：IPSの理念と実践上の課題．作業療法ジャーナル，40；1157-1160, 2006．
4) 伊藤順一郎，後藤雅博：家族療法における心理教育を語る．家族療法研究，19；108-128, 2002．
5) 伊藤順一郎，大島巌，岡田純一他：家族の感情表出（EE）と分裂病患者の再発との関連．精神医学，36；1023-1031, 1994．
6) Kavanagh, D.J.：Recent developments in expressed emotion and schizophrenia. Br. J. Psychiatry, 160；601-620, 1992.
7) 厚生労働省精神・神経疾患研究委託費「13指2 統合失調症の治療およびリハビリテーションのガイドライン作成とその実証的研究」心理社会的介入共同研究班：心理教育を中心とした心理社会的援助プログラムガイドライン，2004．
8) Leff, J., Vaughn, C.：Expressed Emotion in Families. Guilford Press, New York, 1985.
9) McFarlane, W.R.：FACT：Integrating family psychoeducation and assertive community treatment. Administration and Policy in Mental Health, 25；191-198, 1997.
10) McFarlane, W.R., Dushay, R.A., Stastny, P. et al.：A comparison of two levels of family-aided assertive community treatment. Psychiatric Services, 47；744-750, 1996.
11) McFarlane, W.R., Stastny, P., Deakins, S.：Family-aided assertive community treatment：a comprehensive rehabilitation and intensive case management approach for persons with schizophrenics. New Dir. Ment. Health Serv., 53；43-54, 1992.

12) 西尾雅明：分裂症と家族．精神医療，25；35-44，2002．
13) 西尾雅明：心理教育／家族支援．別冊日本臨牀領域別症候群シリーズ38，精神医学症候群Ⅰ―統合失調症と類縁疾患など―．日本臨牀社，大阪，p.216-219，2003．
14) 西尾雅明：ACT入門．金剛出版，東京，2004．
15) 西尾雅明：ACT導入に伴う統合失調症治療技法の変化．臨床精神薬理，7（9）；21-28，2004．
16) 西尾雅明：『コミュニティ物語―ディングルトン病院メルローズ―』（書評）．精神医療，41；119-121，2006．
17) 西尾雅明：ACT．精神保健福祉白書2006年版―転換期を迎える精神保健福祉―，中央法規出版，東京，p.179-180，2006．
18) 西尾雅明：ACTにおけるチームアプローチの特徴とそれを支えるもの．精神科臨床サービス，6（2）；149-153，2006．
19) 西尾雅明：精神障害に対する偏見をいかに軽減していくか―求められる視点と取り組み，その効果―．精神神経学雑誌，108；57-62，2006．
20) 西尾雅明，牧尾一彦，小原聡子ほか：精神分裂病家族教室への家族の参加状況に影響を与える要因．臨床精神医学，30；637-645，2001．
21) 西園マーハ文：精神分裂病患者の家族へのpsychoeducation．精神科治療学，10；1089-1094，1995．
22) 大島巌：「アウトリーチ家族支援」のニーズと援助方法をめぐって―課題の位置づけ―．家族療法研究，21；210-212，2004．
23) 大島巌，香田真希子：IPSモデルを用いた個別就労支援―ACT-Jプログラムの取り組みから―．精神認知とOT，2；289-293，2005．
24) Penn, D.L., Mueser, K.T.：Research update on the psychosocial treatment of schizophrenia. Am. J. Psychiatry, 153；607-617, 1996.
25) 酒井昭平．地域生活支援センターをベースにした家族支援．家族療法研究，21；216-221，2004．
26) 渋沢田鶴子：コミュニティにおける家族支援―「アウトリーチ家族支援」のニーズと援助方法―（指定討論）．家族療法研究，21；228-229，2004．
27) 園環樹，大島巌，贄川信幸ほか：精神障害者に対する包括型地域生活支援（ACT）が家族に及ぼす効果―準実験法を用いた自記式アウトカム評価の分析―．厚生労働科学研究補助金「重度精神障害者に対する包括型地域生活支援プログラムの開発に関する研究」平成17年度総括・分担研究報告書，2006．
28) 月野木睦美，大島巌，鈴木友理子：ACT-Jにおける家族支援に関する研究．厚生労働科学研究補助金「重度精神障害者に対する包括型地域生活支援プログラムの開発に関する研究」平成17年度総括・分担研究報告書，2006．
29) Vaughn, C.：EEを比較文化的視点から論じる．日本社会精神医学雑誌，10；63-76，2001．

第 2 部

エビデンス心理教育（EBP）

第1章 双極性障害への適用

大森一郎

1. はじめに

　あなたは地域のセンター病院に勤める卒後7年目の精神科医である。この3カ月間の外来で双極性障害（躁うつ病）の患者さんの再発を数回経験した。1人は寛解状態になると自己判断で内服を中断し数カ月後に再発という経過を何回か繰り返している方で、内服継続が大事と話しているが行動変容にはなかなか結びつかない。もう1人はきちんと内服していたが再発となった。よくよく話を聞くと数週間前から入眠困難が出現しており、再発の初期段階としてきちんと介入することができていたら再発を防げたのではないか、とあなたは考え込んでいる。

　医局でも双極性障害の再発率の高さが話題になった。統合失調症の心理教育に関わったことがある先輩医師は「双極性障害についても同様の介入ができないものだろうか」と論文[6]を紹介してくれた。トレーニングをしっかり受けた治療者が、寛解に至っていない双極性障害の患者さんの自宅を21回、9カ月にわたって訪問し、心理教育および認知行動療法的介入（コミュニケーションスキルや問題解決のトレーニング）を行ったという論文で、対照群と比べると2年間の再発率が有意に減少したと著者は報告している。たしかに魅力的な内容だが、あなたの日常診療を考えてみると、認知行動療法のトレーニングを受ける時間も患者さんの自宅を訪問する時間もあなたにはなさそうだし、スタッフを新たに雇う予算も病院にない。もっと簡便な方法、たとえば、内服の重要性を含めた疾患教育、再発症状に早く気づくこと、などを中心とした教育的な介入（狭い意味での心理教育）の再発予防効果について検討した論文はあるのだろうか。その再発予

防効果はどの程度だろうか？ その介入はあなたの外来でも始められるようなものだろうか？

2．背　景

　双極性障害は，躁病エピソード，軽躁病エピソード，混合性エピソードを繰り返すことを特徴とする気分の障害で，大うつ病エピソードの存在を通常伴う。下位分類として双極Ｉ型障害，双極II型障害，気分循環性障害，特定不能の双極性障害がある。疾患が患者あるいは家族，社会へもたらす影響は大きく，双極Ｉ型障害，II型障害をもつ者のうち10〜15％が気分エピソード中に自殺を完遂し，寛解期においても半数以上が慢性の対人的または社会的機能障害を経験すると言われている。生涯有病率は双極Ｉ型障害で0.4〜1.6％，双極II型障害で0.5％，気分循環性障害で0.4〜1％と言われており，大うつ病性障害の生涯有病率（男性で5〜12％，女性で10〜25％）に比べれば少ないものの，統合失調症の生涯有病率（0.5〜1.5％）に匹敵する[1]。

　双極性障害の病因は明らかではないが遺伝要因が関わっていると考えられている。発症一致率は一卵性双生児間で40〜70％，第一度親族で5〜10％という報告がある[3]。しかし一卵性双生児間の一致率が100％ではないことは，発症に環境要因が関与している可能性を示唆する。近年「ストレス脆弱性モデル」という病因モデルが提唱されている。双極性障害の素因をもつ者がストレスにさらされるとストレスを適切に対処できずに発症してしまうと説明するモデルである。

　治療は薬物療法が中心で，急性期においては気分安定剤（炭酸リチウムなど）が主剤となり，状態像に応じて抗うつ薬や抗精神病薬，抗不安薬を併用する。症状が著しい場合や薬物抵抗性の場合は電気けいれん療法も適応となる。

　薬物は寛解期の再発予防にも効果があることが知られている。年単位の

内服継続が重要で，再発を繰り返す場合には生涯にわたる内服が必要となる。しかし寛解期には自己判断による服薬の中断をしばしば認める。双極性障害のため入院を必要とした140人のうち，1年後には71人が自己判断で内服を中断していたという報告がある[5]。薬物を継続しても双極性障害の再発率はけっして低くはなく，ギットリン（Gitlin）は適切な薬物療法を行った双極性障害患者83人のうち73％が5年間のうちに再発したと報告している[4]。

したがって，薬物療法のコンプライアンスを高めるアプローチや，薬物療法の不十分な再発予防効果を補完するアプローチが必要であり，心理・社会的介入として，認知行動療法，対人関係療法，精神分析的精神療法，家族療法，グループ療法などが行われ，その効果が検証されつつある[2]。

前述した双極性障害の臨床特徴（病因としてストレス脆弱性モデルが提唱されていること，寛解と再発を繰り返しやすいこと，寛解期においてもしばしば機能レベルの低下を伴うこと，再発予防のための薬物療法の継続が必要となること，自己判断による薬物の内服中断が問題となりやすいこと）は統合失調症の特徴と類似している。統合失調症においては，心理教育が再発を減らすこと（介入後18カ月の時点で再発の相対リスクは0.8程度）が知られている[7]。双極性障害についても心理教育が再発を減らす可能性が期待される。

このレビューでは，Cochrane Systematic Review の手順に準じて，双極性障害に対する心理教育の効果についての研究を系統的に収集し，その効果について質的な概説（qualitative systematic review）を行う。

3．目　的

寛解期の双極性障害患者・家族に対し，通常の薬物療法に加えて心理教育を行うとどの程度の効果があるかについて，通常治療群との比較を行う。

4．論文の選択基準

1）臨床研究デザイン

　無作為割付比較試験（randomized controlled trial：RCT）を対象とした。対照群を持たない介入研究や，コホート研究，無作為割付を行っていない臨床試験（controlled clinical trial：CCT）や歴史的対照群をもうけた臨床試験，pseudo-RCT（割付を受付順に交互に行う，カルテ番号を用いて行う，など）はすべて除外した。

2）介入対象

　DSM-Ⅲ，DSM-Ⅲ-R，DSM-Ⅳ，DSM-Ⅳ-TR，ICD-9，ICD-10の診断基準による双極性障害の患者で，寛解状態にある者とした。対象に双極性障害以外の精神疾患が含まれている場合，双極性障害についてのサブグループ解析が可能な論文については検討の対象とした。

3）介入のタイプ

　このレビューでは心理教育を，①寛解期にある双極性障害の患者・家族を対象としたマニュアル化された再発予防介入で，②構造化されたプログラムからなり，③ストレス脆弱性モデルに基づいた疾患についての知識と対処の仕方を身につけることを主要な目的の1つとした教育的なモジュールを持ち，④セッションの回数は多くても20回程度，長くても1年以内で，⑤知識を伝える側と受け取る側との間に何らかのやりとりを伴うもの，と定義した。介入対象は，個人，グループ，単家族，複合家族のいずれも含めた。原著者がその介入を「認知行動療法」「認知療法」「家族療法」などと分類していても，心理教育的なモジュールを含んでいることが論文中の記述から明らかな場合はレビューの対象とした。
　急性期における介入や，単なるパンフレットの配布やインターネットのサイトにアクセスするタイプの介入は除外した。

対照群としてウェイティングリスト群や，心理教育的な介入が行われない患者ミーティング群を設定した研究を選択した。心理教育以外の心理・社会的アプローチを対照群として設定した研究は除外した。

4）アウトカム

検討する主要なアウトカムは，介入後1～2年の再発率，介入後1～2年の再入院率とした。副作用は脱落率を使って検討した。

5．文献検索の手順

1）電子検索

RCTおよびCCTの世界最大のデータベースであるCENTRAL（The Cochrane Central Register of Controlled Trials：The Cochrane Library Issue 3, 2005）を使用した。検索式は以下の通りである。
(((mood next disorder*) or (bipolar next disorder*) or (bipolar next i next disorder) or (bipolar next ii next disorder) or (cyclothymic next disorder) or (bipolar next affective next psychos*) or (bipolar next depression) or (manic next disorder*) or mania* or (manic next depressive next psychos*) or (manic next state*)) and (psychoeducation* or psycho-education* or (patient and (education or teaching or instruction or information or knowledge)) or (educational and (program* or intervention*)) or (cognitive and (therap* or technique*)) or (cognitive next behavioural) or (cognitive next behavioral) or (family and (intervention* or therap*)) or (family next focused)))

補助的にPubMedによる検索も行った（検索日：2005年8月23日）。検索式は以下の通りである。
"bipolar disorder" [mh] AND (psychoeducation* [tw] OR "psycho education*" [tw] OR (patient [tw] AND (education [tw] OR teaching

[tw] OR instruction [tw] OR information [tw] OR knowledge [tw])) OR (educational [tw] AND (program* [tw] OR intervention* [tw])) OR "cognitive therapy" [mh] OR "family therapy" [mh] OR "family intervention*" [tw] OR "family focused" [tw]) AND ("comparative study" [mh] OR "controlled clinical trials" [mh] OR controlled* [tw] OR randomised* [tw] OR randomized* [tw] OR "clinical trial*" [tw])

2) 引用文献検索

選択された論文の引用文献を検討し，選択基準に適合する論文を探した。

6. レビューの手順

1) 文献選択

電子検索で得られた文献のタイトルと抄録を読み，関連がありそうな論文を抽出した。そしてこれらの全ページを入手し，前述の基準を満たす論文を選択した。

2) 研究の質の評価

研究の質の評価を以下の3点について行った。①無作為割付が適切に隠蔽化されているか？ ②評価者のブラインドが保たれているか？ ③脱落者の人数と理由が記載されているか？

3) データ分析

二値変数について相対リスク（Relative Risk：RR）を95％信頼区間（以下，95％CI）とともに求め，統計学的に有意な場合は，治療効果発現必要症例数（Number Needed to Treat：NNT）を計算した。脱落者の記載がある場合はworst case scenario法を使って，RR，NNTを控えめに見積もった。脱落を副作用として考え，RR，副作用発現必要症例数

(Number Needed to Harm：NNH) を算出した。

7．結　果

電子検索で250編の論文が見つかった。タイトルと抄録から約3分の2の論文を除外し，残りの論文については本文を取り寄せ，内容を検討した。引用文献検索の結果も含め，最終的に2つの研究，3つの論文を得た。

1) Barcelona Bipolar Disorders Programの1 (Colom, 2003a, Colom, 2004)

スペインのコロム（Colom）ら（2003 a）は，寛解状態にあり薬物療法を継続している双極性障害患者を心理教育（Barcelona Bipolar Disorders Program）群と対照群とに半数ずつ割り付けたRCTを報告している。介入後2年間にわたり両群の再発率，再入院率を比較し，心理教育群においては2年間の再発率が有意に減少したとしている。また，著者らは，この研究の参加者のうち，パーソナリティ障害（PD）を伴う患者群についてサブグループ解析を行い，このサブグループにおいても心理教育は再発予防に効果的だったと述べている（Colom, 2004）。

いずれの論文にも無作為割付の隠蔽化についての記載はなかった。しかしアウトカムの評価者のブラインドや脱落群についての記載もあり，比較的良質な報告と言える。

この研究の対象となったのは，DSM-Ⅳの双極性障害の診断基準を満たし，かつ介入前6カ月にわたって寛解状態を維持している外来患者120人（双極Ⅰ型障害100人，双極Ⅱ型障害20人）である。ほかのⅠ軸診断（カフェイン・ニコチン依存以外の薬物依存も含む）を伴う場合や，精神遅滞（IQ 70以下）や脳器質性疾患，難聴を伴う場合は除外されている。

プログラムは疾患理解，薬物のコンプライアンスの改善，早期再発症状の早期発見と介入，規則正しいライフスタイル，を到達目標としたグループ（8～12人）心理教育プログラムで，2人の心理士によって行われる。

週1回，1回90分，合計21回のセッションからなり，各セッションでは前半の40分を講義，後半を課題（たとえば各自の年表を作ったり再発因子をリスト化したり，など）とディスカッションにあてる。各セッションのテーマは以下の通りである。

①導入，②双極性障害とは？，③リスク因子，④躁・軽躁状態，⑤うつ状態と混合状態，⑥経過と予後，⑦気分安定薬，⑧抗躁薬，⑨抗うつ薬，⑩気分安定薬の血中濃度，⑪妊娠と遺伝カウンセリング，⑫薬物療法と代替療法，⑬治療中断のリスク，⑭アルコールや違法ドラッグの危険，⑮躁・軽躁エピソードの早期発見，⑯うつ・混合エピソードの早期発見，⑰気分エピソードにどう対応するか？，⑱規則正しいライフスタイル，⑲ストレスマネージメントテクニック，⑳問題解決テクニック，㉑終結。

対照群として心理教育的モジュールを含まないグループミーティング群（週1回，合計20回）が設定された。両群とも，割付に対してブラインド化された精神科医による薬物療法を継続した。

再発の定義は以下の通りである。

躁病エピソード：Young Mania Rating Scale（YMRS）で20点以上。軽躁病エピソード：YMRSで12点以上。大うつ病エピソード：Hamilton Depression Rating Scale-17（HDRS）で17点以上。混合性エピソード：YMRS 20点以上，かつHDRS 12点以上。

著者らは，2年間の追跡期間中に，介入群では40人，対照群では55人が再発したと報告している。このデータを使ってRR，NNTを計算するとRR 0.73（95％CI 0.60から0.88），NNTは4.0（95％CI 2.6から9.0）となった。各群の脱落者のうちアウトカムが不明な患者の数（介入群4人，対照群2人）を使ってworst case scenario法によってRR，NNTを算出しなおすとそれぞれ0.80（95％CI 0.67から0.95），5.5（95％CI 3.2から19）となった。

2年間の追跡期間中に介入群では14人，対照群では21人が再発のため入院した。RRを計算すると0.67となるが，95％信頼区間は0.38から

1.18であり，有意ではなかった。

脱落率については，介入群16人，対照群7人であり，RRは2.3（95％CI 1.0から5.2），NNHは6.7（95％CI 3.5から85）となった。

また彼らは同一の研究の中で，PDを伴う患者37人（境界性PD 11人，演技性PD 11人，強迫性PD 6人，失調型PD 6人，シゾイドPD 4人，回避性PD 2人，依存性PD 4人，反社会性PD 2人，自己愛性PD 1人，特定不能のPD 2人。合計が37人にならないのは，2つ以上のPD診断がつく対象者が存在したため）についてのサブグループ解析を行っている（Colom, 2004）。2年間の追跡期間中に介入群15人中10人，対照群22人中全員が再発しており，このデータからRRを算出するとRR 0.67（95％CI 0.47から0.95），NNT 3.0（95％CI 1.8から11）となった。

2）Barcelona Bipolar Disorders Programの2（Colom, 2003 b）

コロム（2003 b）らは，炭酸リチウムのコンプライアンスが良好な双極Ⅰ型障害患者群50人（介入群25人，対照群25人）に対し，同様の心理教育的介入を行い，2年間にわたって経過を評価した。心理教育の再発予防効果が，単に服薬コンプライアンスが改善することによるものなのか，それ以外の要素が治療効果を示すのかについての検討をした研究と言える。

この論文では，無作為割付をアウトカムの評価者とは全く別のスタッフが行ったとの記載があるが，これが本当に割付の隠蔽化を保証しているかについては本文からは判断できなかった。しかしアウトカムの評価者のブラインドの記載はあり，両群とも脱落者はいなかった。比較的良質な研究と言える。

この研究では寛解状態にある双極Ⅰ型障害患者のうち，患者本人との面接，家族との面接，リチウム血清濃度から服薬コンプライアンスが良好であると評価された患者だけを対象としている。さらに介入および追跡期間を通じて3カ月ごとに同様の評価を行い，良好な服薬コンプライアンスが

全期間にわたって保たれていたことを確認している。

2年間の追跡期間中に，介入群では15人，対照群では23人が再発しており，RRは0.57（95％CI 0.42から0.78），NNTは2.2（95％CI 1.6から3.6）と算出された。また，同期間中の入院は介入群で2人，対照群で9人であり，RRは0.22（95％CI 0.05から0.93），NNTは3.6（95％CI 2.0から16）となった。

8．まとめ

寛解期の双極性障害に対する心理教育の再発予防効果について系統的レビューを行った。系統的な文献検索の結果，スペインのコロムらによる2つの研究，3つの論文が見つかった。これらの論文のデータから，心理教育の効果を介入後2年間の再発率で評価すると，控えめに見積もってもRRは0.80，NNTにして5.5と算出できた。

9．あなたは……

あなたはまず，あなたの臨床疑問に答えてくれる研究があまりにも少ないことに驚いた。唯一コロムらのグループの研究が見つかったが，彼らは2年間の再発率が約9割というハイリスク集団を対象としている。あなたの外来に通う患者さんの再発率はここまで高くないように思う。しかし，仮にあなたの病院に通う患者さんの2年間の再発率を50％と見積もっても，心理教育のRRが0.8とすると，NNTは10となる。これは10人に対して心理教育的介入を行えば，そのうち1人は介入の効果によって再発を予防できることを示しており，あなたの病院でもその効果は臨床的に十分に有意と考えた。1回90分，21回のプログラムというのはなかなか大変だが，やれないことはないだろう。あまり経験したことがない認知行動療法的なセッションが2回と少ないのも正直ありがたい。あなたは早速，

著者にメールを送り，詳しい資料を送ってもらうことにした。

用語解説：RR と NNT

　いずれも治療の効果を見積もる統計学的な値である。たとえば介入群 100 人中 40 人，対照群 100 人中 50 人が再発したとする（再発率はそれぞれ 40％，50％）。RR は両群の再発率の比をとり（40/50），0.8 と計算される。「介入群は対照群と比べると再発のリスクが 80％だった」，あるいは「介入群においては対照群と比べて再発率が 20％低下した」ということを意味する。

　一方，NNT は再発率の差を計算することで求められる。50 人－40 人＝10 人が介入によって再発を防ぐことができたと考える（100 人中 40 人は介入の有無にかかわらず再発し，100 人中 50 人は介入の有無にかかわらず再発しなかった。介入によって再発を防ぐことができたのが残りの 10 人，と考える）。「100 人に対して介入するとそのうち 10 人が介入のおかげで再発を防げた（10 人/100 人）」を分子が 1 になるまで"約分"すると「10 人に対して介入するとそのうち 1 人が介入のおかげで再発を防げた（1 人/10 人）」となる。このときの分母の「10 人」が NNT となる。NNT は小さいほど治療効果が大きいことを意味する。

■このレビューで紹介した文献

Colom, F., Vieta, E., Martínez-Arán, A. et al.：A randomized trial on the efficacy of group psychoeducation in the prophylaxis of recurrences in bipolar patients whose disease is in remission. Arch. Gen. Psychiatry, 60；402-407, 2003 a.

Colom, F., Vieta, E., Reinares, M. et al.：Psychoeducation efficacy in bipolar disorders: beyond compliance enhancement. J. Clin. Psychiatry, 64；1101-1105, 2003 b.

Colom, F., Vieta, E., Sánchez-Moreno, J. et al.：Psychoeducation in bipolar patients with comorbid personality disorders. Bipolar Disord., 6；294-298, 2004.

■文献

1）American Psychiatric Association：DSM-IV-TR：Diagnostic and Statistical Man-

ual of Mental Disorders, Fourth edition, Text Revision. Washington, DC, 2000.
2) Bauer, M.S. : Psychosocial Interventions for Bipolar Disorder : Review. In : (ed.), Maj, M., Akiskal, H.S., Lopez-Ibor, J.J. et al. Bipolar Disorder. WPA Series Evidence and Experience in Psychiatry Volume 5. JOHN WILEY & SONS, LTD, West Sussex, 2002.
3) Craddock, N., Jones, I. : Genetics of bipolar disorder. J. Med. Genet., 36 ; 585-594, 1999.
4) Gitlin, M.J., Swendsen, J., Heller, T.L. et al. : Relapse and impairment in bipolar disorder. Am. J. Psychiatry, 152 ; 1635-1640, 1995.
5) Keck, P.E. Jr., McElroy, S.L., Strakowski, S.M. et al. : Compliance with maintenance treatment in bipolar disorder. Psychopharmacol. Bull., 33 ; 87-91, 1997.
6) Miklowitz, D.J., George, E.L., Richards, J.A. et al. : A randomized study of family-focused psychoeducation and pharmacotherapy in the outpatient management of bipolar disorder. Arch. Gen. Psychiatry, 60 ; 904-912, 2003.
7) Pekkala, E., Merinder, L. : Psychoeducation for schizophrenia (Review). The Cochrane Database of Systematic Review 2002 Issue 2. Art. No.*CD 002831. DOI : 10.1002/14651858. CD 002831.

第2章　うつ病への心理教育

下寺信次

1. はじめに

　うつ病に関する情報提供は選択的セロトニン再取り込み阻害薬（SSRI）やセロトニン・ノルアドレナリン再取り込み阻害薬（SNRI）の日本への導入時期より製薬メーカーなどの後押しで急速に広まった感がある。しかしながら，系統的で患者と家族間のコミュニケーションにまで踏み込んだ心理教育はほとんど行われていない。精神疾患に関する心理教育は統合失調症を対象にした家族の感情表出研究を理論的背景に発展をしてきた[3]。双極性感情障害にも心理教育を実践した報告はいくつかあり，うつ病よりも報告が多い。なぜ，うつ病に関する心理教育の報告が少ないかというと第1にスタッフの手が回らないことであろう。ただ，統合失調症に関する心理教育も重要なことは明らかにされてきたにもかかわらず，保険点数などの経済的な裏づけがない。したがって人員を割くことが困難である。第2にうつ病患者の心理教育へのニーズは高いが，患者自身あるいは家族が仕事をもった働き盛りであることが多く，複数回の心理教育に参加をすることが難しいからであろう。SSRIやSNRIは，近年欧米に10年以上の遅れをとりながらも日本にも導入され，副作用の少なさから普及に至った。しかしながら，他の精神疾患と同様に患者の服薬は遵守されておらず再発の問題は解決されていない。この問題は患者が得られる情報量の少なさと最も関係していると思われる。

　また，うつ病の患者は配偶者を中心とした家族からの情緒的な態度に影響を受けやすく，患者と上手く対処している家族とそうでない家族とでは服薬の有無にかかわらず4倍以上の再発率の違いがあることが本邦でも著

者らの研究グループにより報告されている[1,2]。うつ病は生涯罹患率が7％程度の頻度の高い疾患であり，働き盛りの労働能力を著しく低下させ，医療費を費やすことから社会の経済的損失が大きい。服薬率の低さと家族の環境的な問題の最も有効な解決策の1つは心理教育であると考えられる。しかも，うつ病では統合失調症よりも再発防止などの心理教育による効果はさらに高いことも予想される。本稿では，高知大学で作成した心理教育のテキストなどの具体的な内容を紹介することで実際の心理教育の方法を示した。うつ病の心理教育の理解に役立つことを期待する。患者への心理教育と家族に対する心理教育は近年同程度の再発防止効果があるようであり，本稿でもあまり厳密に両者を分けていない。

2．うつ病患者の家族への心理教育

著者らは家族への心理教育は家族を複数世帯集める家族教室という形態で行っている。1セッションを90分，4回で1クールを標準とした。家族教室の定員は7人以内とし，教育効果が上がるように個々の家族が質問を行いやすい人数とした。スタッフは精神科医師と心理士で構成する場合が多い。教材はうつ病に関するビデオと本研究用に作成したテキストを使用した。4セッションのテーマは1．疫学・原因，2．症状，3．治療と経過，4．家族の患者への対処の仕方とした。1セッションの時間配分は30分がビデオとテキストを使った医師による知識教育，60分はグループでの対処技能の教育としている。この他，入院患者に対しては患者と家族の同席で同様の心理教育を行うこともある。外来では希望する患者あるいは家族にうつ病のビデオとテキストを貸し出しすることもある。この場合は，十分に理解をしているかどうかを後日確認するようにしている。

教材の紹介と知識教育のポイント

うつ病の症状についての説明はとても重要である。精神疾患には疾患を

うつ病の症状について

うつ病の症状には個人差があります。また、症状は多彩で、体の病気や考えすぎではないかと思いこむ人もいます。これらの症状はやがてその人の趣味を楽しめなくしたり、家事や仕事の能率を悪くしたりします。

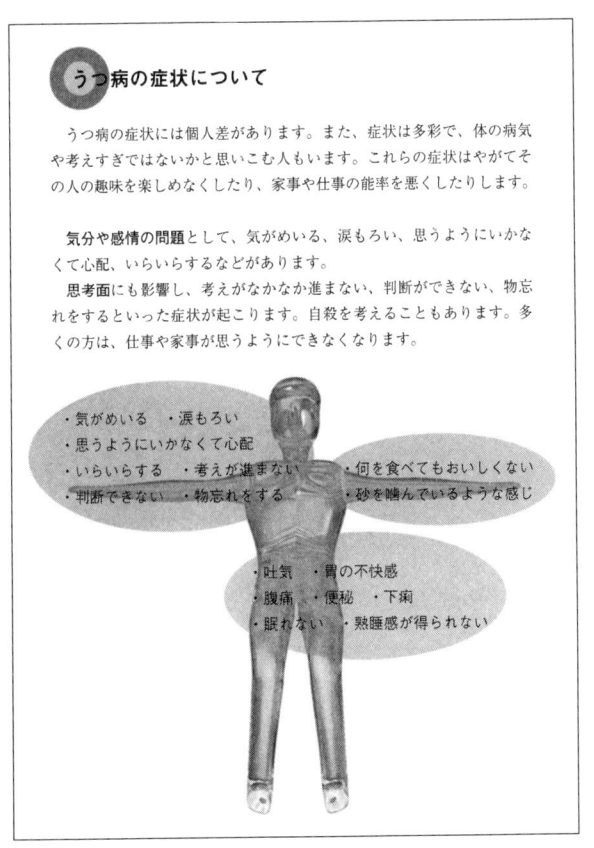

気分や感情の問題として、気がめいる、涙もろい、思うようにいかなくて心配、いらいらするなどがあります。

思考面にも影響し、考えがなかなか進まない、判断ができない、物忘れをするといった症状が起こります。自殺を考えることもあります。多くの方は、仕事や家事が思うようにできなくなります。

- 気がめいる ・涙もろい
- 思うようにいかなくて心配
- いらいらする ・考えが進まない
- 判断できない ・物忘れをする
- 何を食べてもおいしくない
- 砂を噛んでいるような感じ
- 吐気 ・胃の不快感
- 腹痛 ・便秘 ・下痢
- 眠れない ・熟睡感が得られない

図1　症状について[4,5]

否認する患者が少なくないが、このような患者がうつ病をうつ病として認識する絶好の機会だからである。家族も同様に自分の家族がうつ病であると認識していない場合が多い。とにかく納得してもらうことが重要である。また、うつ病は再発の多い疾患であるため、再発の初期症状をとらえるという視点からも、患者や家族が症状を認識することが大切である。図1で紹介したうつ病の症状は多様なうつ病の症状を網羅しているものであり、うつ病であれば大体あてはまるものである。

うつ病の患者を長く、多くみていると臨床家として実に反省すべき点も

味覚の異常としては、おいしくない、砂を噛んでいるような感じがするなどの症状が起こります。

人によっては、体の痛みなど**身体症状**として起こり始めることもあります。消化器系の症状は特に起こりやすく、吐き気、胃の不快感、腹痛、便秘、下痢など様々です。このような場合は、身体の治療をしてもなかなか良くなりません。

ねむれない、熟睡感が得られないことはうつ病の大きな特徴です。特に朝方早く目覚めてしまい、眠れなくなることがよく起こります。体の病気と区別するためには、精神科領域の専門医と相談する必要があります。

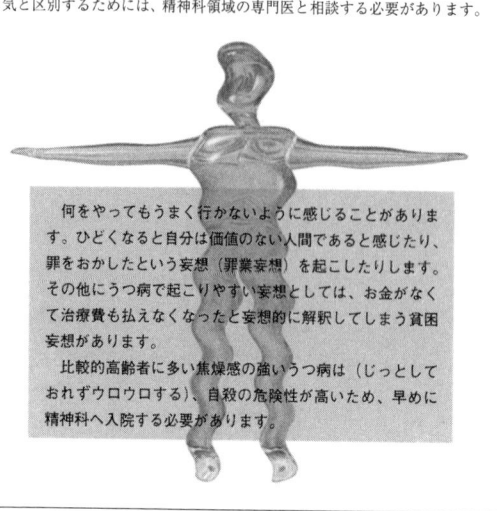

何をやってもうまく行かないように感じることがあります。ひどくなると自分は価値のない人間であると感じたり、罪をおかしたという妄想（罪業妄想）を起こしたりします。その他にうつ病で起こりやすい妄想としては、お金がなくて治療費も払えなくなったと妄想的に解釈してしまう貧困妄想があります。

比較的高齢者に多い焦燥感の強いうつ病は（じっとしておれずウロウロする）、自殺の危険性が高いため、早めに精神科へ入院する必要があります。

（図1　つづき）[4,5]

多い。外来患者の多さにかまけて、説明時間が短縮していることが多い。十分に納得するまで、わかりやすく説明をした患者ほど治療のドロップアウトが少ない。言うことをきかない患者とあきらめてしまわず、きちんと説明する必要がある。経験的には、うつ病の急性期こそ、よくなっても薬をしばらく再発防止のために続けることを念押しするべきである（図2）。喉元過ぎればなんとやらで、よくなってくるとしんどかったときのことを忘れようとしてしまうものである。

　副作用が事前に説明されずに起こると、当然のことながら患者は薬を中断することになる。副作用の出方は過去に抗うつ薬を服用したことがなけ

薬物療法と症状の経過

うつ病の治療では抗うつ薬は欠かすことのできない重要なものです。気分や思考面、あるいは身体症状などに総合的に効くものです。他の薬と違う注意すべき点としては、多くの抗うつ薬が効き始めるのに1～2週間程度かかることです。症状はいきなりなくなるのではなくて、最初のうちはよくなったり少し悪化したりします。そして、次第に不快な症状が減っていきます。平均すれば3ヶ月ほどでよくなります。

治療において重要なことは、症状がほぼ完全になくなるまで急性期の治療を行うことです。症状が残った状態では、再発する危険が3倍になるといった報告がされています。症状がなくなってもすぐに薬を中断してはいけません。再発を防止するためには初発のうつ病の場合でもよくなってから6ヶ月間ほどは薬を続けることが大切です。繰り返している方の場合は、再発を予防するため年単位の服用が必要です。

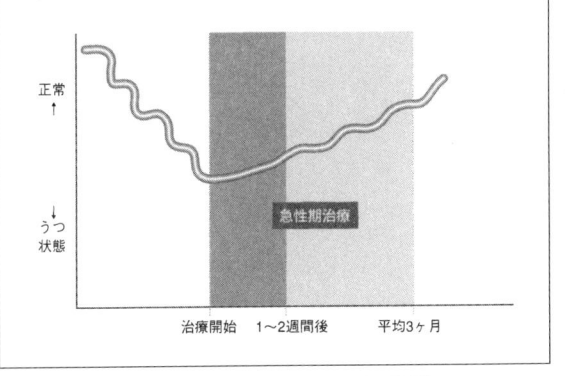

図2　薬物療法と症状の経過[4,5]

れば全く予測不能である。図3を初めての抗うつ薬の処方日に外来で簡単に説明することで，服薬中止をしてしまうことがかなり減った実感がある。抗うつ薬はうつ病治療に欠かすことができないにもかかわらず，「効果がすぐに出ず，副作用が早く出てくる」結構やっかいな薬である。外来できちんと説明をしておくべきことではあるが，実際には時間はなかなかとれないために心理教育の際にも重要な説明事項となるのである。家族が「変な薬はやめとけ」と服薬の中止を促すことも少なくないために，やはり家族を巻き込んだ心理教育が効果的である。

抗うつ薬の効果の発現と副作用

抗うつ薬は、いずれの薬も治療を開始してから1〜2週間ほどで抗うつ効果を発揮します。ところがこの期間は、副作用が起こりやすい時期でもあります。特に治療開始から1〜2週間は、効果がないからといって勝手に薬を中断してはいけません。様子をみるだけで無くなる副作用もあるため、医師や薬剤師とよく相談してください。

抗うつ薬全般に言えることですが、医師は副作用に注意しながら、症状がなくなるまで十分な一日処方量の薬を処方します。患者さんの自己判断あるいはその他の理由で、必要量の服薬がなされず、症状が改善せず長引くことがよく起こっています。最大量まで服薬したにもかかわらず、症状が1〜2ヶ月間改善しない場合は、次の抗うつ薬へ処方変更されることになります。薬を切り替えることでよくなる可能性も十分にあります。決して悲観することはありません。

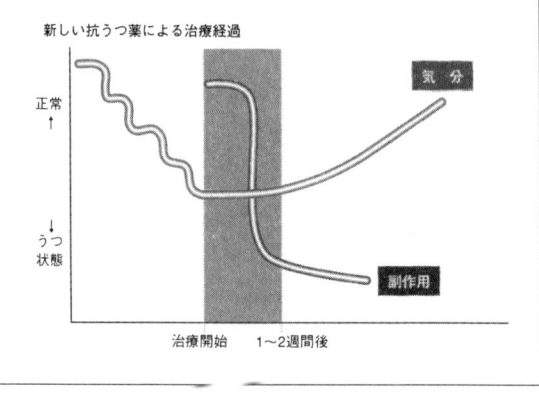

図3　抗うつ薬の効果の発現と副作用[4,5]

3．症例　うつ病を再発して夫とうまくいかないAさん（30歳女性）

1）サマリー

服薬を中断して再発したAさんは、家事ができず夫とトラブルになった。Aさんは「自分がだめな人間になってしまった」と考えるようになり、夫は家事を怠けていると思われるAさんに腹を立てた。

> 副作用は個人差が大きく、抗うつ薬それぞれによって異なります。三環系抗うつ薬は口が渇く、便秘、目がかすむ、眠くなるなど比較的多くの副作用がおこります。ただし、三環系抗うつ薬でなければ効かない患者さんも少なくないため、副作用については十分に医師と話し合ってください。
> SSRIでは、吐き気が飲み始めに多く起こります。1〜2週するとあまり起こらなくなります。吐き気止めと併用することもあります。
> SNRIでは、特に男性の高齢者で排尿障害が起こることがあります。SSRIとSNRIは極めて副作用の少ない抗うつ薬です。
> 副作用については、抗うつ薬を処方されたときに前もって医師から説明があります。我慢できる範囲の副作用なら続けて服用することもあります。副作用が出た場合は、医師または薬剤師と相談する必要があります。
>
> 抗うつ薬の主な副作用
>
> | 種類 | 副作用 |
> |---|---|
> | 三環系抗うつ薬 | 口渇　便秘　かすみ目　眠気　起立性低血圧　頻脈　尿が出にくい　体重増加など |
> | SSRI | 嘔気　口渇　便秘　めまい　頭痛　眠気 |
> | SNRI | 口渇　悪心　嘔吐　便秘　排尿障害 |

(図3　つづき)[4,5]

2）心理教育の流れ

1. まずはうつ病の知識教育をする。この場合はうつ病という病気であることをAさんと夫の両方にわからせる必要がある。うつ病で意欲の低下が起こり，自己評価も下がってしまうことを強調する。
2. この夫婦の場合はうつ病の知識が共に欠けていることが問題であり，夫が批判的であるため，今後のAさんの症状を長引かせることや再発の原因になることが懸念される。批判に対しては通常，知識教育のみで比較的短期間でよい効果を生む。

3．夫に家事が回ることで批判が解消されない場合は，Aさんの家族に家事のサポートを依頼する，あるいはヘルパーを入れるなど社会資源の調整を要する。

　かなり大雑把な家族介入を示した。再発には過干渉や過保護も関連しているため，夫婦の関係性を把握しておく必要がある。過干渉や過保護はより以前から続いていることが多く，介入に時間を要する場合が多い。患者の自立を促しながら，治療経過について家族の安心感をもたらすことが重要である。実際には，家族が配偶者の場合は過干渉や過保護は少ない。病気であると思っていないことで批判的になっていることが多い。批判的である場合は，知識教育のみでかなり状況は改善される。

　なお，服薬中断を繰り返す患者に対して効果的であったのは，知識教育を繰り返しながら以下のように話すことである。「薬を服用するかどうかは最終的に患者さんが決めることです。ただ，再発を繰り返すとやがて元の状態にまで回復しにくくなります。とても残念なことなので，お話だけは聞いてください。その後ご自身で判断してください。服薬を中断して，また再発しても快く診察しますのでご心配なく」。このような内容で，相手により言葉を選んで誠実に伝える。家族も服薬の重要性を理解している場合が少ないため知識教育が必要である。このような外来での対応で多くの方が服薬を続けてくれるようになった経験がある。

4．おわりに

　うつ病への心理教育について研究からやや離れて実践的なことを述べた。心理教育はあくまでうつ病の治療パッケージの1つにすぎず絶対的なものではない。抗うつ薬の十分な量の使用や認知療法や電気けいれん療法までいかに慢性化させず的確に進めていくかという治療戦略の一部である。

　個人の経験として，心理教育ではビデオとテキストを使用するようになってかなり手間が省けるようになったが，相手の理解度に合わせて説明す

ることが何より重要である。紹介したテキストに限らず，説明のしやすい慣れた視覚教材を準備して心理教育を行うことを勧めたい。心理教育の発展には保険点数化が欠かせないと思われるため，今後多くの実践的な研究が待たれるところである。

＊ビデオとテキストに関するお問い合わせは以下にお願いします。
　うつ病の心理教育研究会：〒789-1202　高知県高岡郡佐川町1777　清和病院内
　　　　　　　　Tel 0889-22-0300　Fax 0889-22-1777

■文献
1) Mino, Y., Inoue, S., Shimodera, S. et al.：Evaluation of expressed emotion（EE）status in mood disorders in Japan：inter-rater reliability and characteristics of EE. Psychiatry Res., 94；221-227, 2000.
2) Mino, Y., Shimodera, S., Inoue, S. et al.：Expressed emotion of families and the course of mood disorders：a cohort study in Japan. J. Affect. Disord., 63；43-49, 2001.
3) Shimodera, S., Inoue, S., Mino, Y. et al.：Expressed emotion and psychoeducation for relatives of patients with schizophrenia：a randomized controlled study in Japan. Psychiatry Res., 96；141-148, 2000.
4) 下寺信次：うつ病がわかる本―症状から治療まで―．うつ病の心理教育研究会，高知，2003.
5) 下寺信次，井上新平：うつ病の理解のために．ビデオ：第一巻 原因と症状について，第二巻 治療と症状の経過．うつ病の心理教育研究会，高知，2003.

第3章　PTSD治療と心理教育

前田正治

1．はじめに

　外傷後ストレス障害（posttraumatic stress disorder：PTSD）は，多くの精神疾患の中でも，現在うつ病などと並んで話題性に富むものの1つである。わが国では阪神大震災以降，「トラウマ」が心理的外傷を指す言葉としてあまねく定着し，今では何か大きな事件や事故，災害があるたびに巷間で「トラウマ・ケア」の必要性が訴えられるようになった。最近ではPTSDの過剰診断の問題がしばしば取り上げられるが，そのこと自体，この疾患の持つインパクトが世の中で大きいことを示している。それはまた，社会の「癒し」ブームとあいまって，医療現場の枠を離れた，1つの社会的現象としてのPTSDの現在を示しているのである。

　このようなPTSD概念の拡散や広がりの中で，PTSDを当事者や当事者を取り巻く人々にどのように伝えていくのか，あるいは何を伝えていくのか，またそうして伝えていくことの意味や効果は一体何か，それらを問い考えていくことが，本稿に与えられたテーマである。

　そのためまず心理教育で取り扱われるべきPTSDの疾患モデルについて，概観を提示したい。たとえばPTSDは，骨折と同様，外力によって引き起こされた生体の病的反応とみることができる，つまり単純でわかりやすい直線的因果律で説明されうる疾病という認識がある。しかしながら実際に私たちが臨床現場で出会うPTSD例は，そのような単純な因果律では発症や病状を説明できない場合が多い。またPTSD診断をめぐって臨床現場で引き起こされる混乱は，しばしばPTSDを単純化しすぎたモデルで理解した結果であることも少なくない。PTSDを単純な因果律モ

表1　トラウマ別の特徴

	自然災害	人為災害	性犯罪被害
財産や不動産の喪失	↑↑↑	↑↑	↑
地域性や自助性	↑↑↑	↑↑	↑
死亡率	↑↑	↑↑↑	↑
法的問題	↑	↑↑	↑↑↑
PTSD発症率	↑	↑↑	↑↑↑

デルで理解したいという誘惑は，患者はもちろんのこと，治療者の念頭にもあるだろう。しかし実のところPTSDとは，複雑で理解しにくい側面をたくさん持った，多因子的・複合的な疾病であると考えられるのである。

さて，そのような複雑なPTSDモデルや治療法などについてどのように伝えるかが問題となるが，PTSD例に出会うのは何も病院やクリニックばかりではない。避難所や仮設住宅，警察や裁判所，あるいは学校現場など，事態の種に応じて様々な形で当事者に出会うし，ところ変われば心理教育の方法もおのずと変わってくる。表1にはトラウマ別の特徴を示しているが，地震や台風などの自然災害，航空機事故や工場火災などの人為災害，レイプなどの性犯罪被害では，同じトラウマとはいってもずいぶんと様相が異なっている。たとえば，自然災害では財産や不動産の喪失が大きいため，経済的側面にまで及ぶような情報伝達がいるかもしれないし，コミュニティ全体に対する心理教育もまた必要となるかもしれない。飛行機事故・列車事故などの輸送災害においては死亡者も多く，遺族への配慮も必要だろうし，性犯罪被害においては，法的手続きに関する情報を提供しなければならないことが多い。このように，心理教育といっても様々なトラウマを同列に論じることができない面もあるが，本稿ではとくに臨床上肝要と思われる点について，なるべくエビデンスに基づいて述べてみたい。

また補遺として，筆者の所属する病院で用いている心理教育用のリーフレットを章末に載せている。患者用として多少詳しく記載しているので，

図1 PTSDの要因

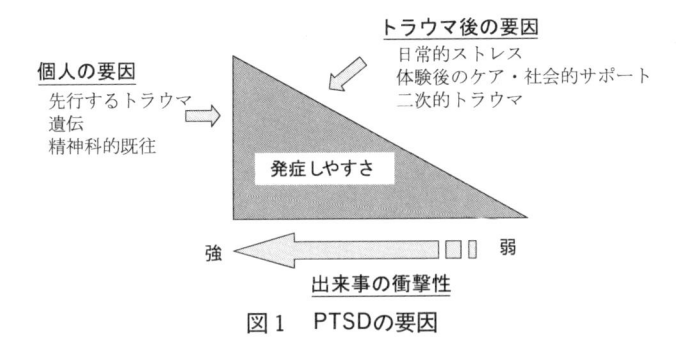

（図中ラベル：個人の要因／先行するトラウマ／遺伝／精神科的既往／トラウマ後の要因／日常的ストレス／体験後のケア・社会的サポート／二次的トラウマ／発症しやすさ／強／弱／出来事の衝撃性）

PTSDの症状の詳細や治療の概要についてはそちらを参照していただきたい。また震災の被災者用リーフレットや，学校災害用リーフレットなども様々な出版物やホームページ上で入手できる。緊急時には，それらを利用するのも一計である。

2．外傷性のイベントとPTSD

　PTSDの発症やその症状の重症さと，外傷性イベントの衝撃性とは量依存的な関係が存在している。すなわち図1に示すように，<u>イベントの衝撃度が大きければ大きいほど，PTSDが引き起こされやすくなり，また症状も重症化する</u>。しかし，多くの研究が示すところによれば，同じ出来事に遭遇しても，PTSDになる人とならない人が必ず存在する。たとえばイングランドで起きた悲惨な飛行機事故の際に行われた疫学研究では，事故後1年目で生存乗客の40％がPTSDを有していた[5]。またギリシャ湾で起こったジュピター号沈没事件では，さらに多く，事故後5カ月で実に55％がPTSDを発症している[25]。これらは事故災害の中では際立って多い発症率ではあるが，換言すれば，これほど悲惨な事故に遭遇しても5〜6割の被災者はPTSDにならなかったことを示している。

　たしかに筆者が調査したえひめ丸沈没事件生存者のように，90％近くの発症率を示すような特殊な事故もある[15]。これは凝集性が非常に高い若

年集団で，しかも海洋実習中に多くの死者が出てしまった，ほとんど前例のない事故であった。またその他，一般にレイプ被害者のような性犯罪被害者，あるいはDV被害者などではPTSDの有病率は高い[8]。その一方で，震災のような自然災害においては，犯罪被害や人為災害よりも比較的発症率は低い。たとえば阪神淡路大震災のようなきわめて大きな震災でも，またその中でも家屋倒壊したような悲惨な状況下にある被災者においても，PTSDの有病率は1〜2割程度である[9]。

　もちろんPTSDを発症しなかった被害者や被災者が，何ら精神的ストレスを被らなかったということではないし，また心身面での反応がなかったわけでは決してない。多くの人々はPTSD罹患群と同様に，大変つらい思いをし，そしてそれなりの身体的精神的反応を示すのである。それでは同じトラウマ刺激に曝されてもなぜある人はPTSDになり，ある人はPTSDにならないのだろうか。この問いについては後に考えるとして，上記のような知見，すなわち，①PTSDは皆がなるわけではない，②出来事の衝撃度が大きいほどPTSDになりやすくなる，この2点から，PTSDに関して次のことが言えると思う。「PTSDは誰もがなるわけではないが，誰にでも起こりうる」ということである。そして少なからぬ被災者・被害者はPTSDにならず，そして特別な医療面での手当てを受けることなくトラウマ反応から回復する。しかし一方で，PTSDになった被害者や被災者は，そうでない人々よりも明らかに回復は遅く，医学的治療を必要とするケースが多い。したがって，私たちが心理教育を行う場合，それは一体被害者や被災者全般に対して行うのか，あるいはPTSDに陥った人々に行うのか，そこは少し区別しておいたほうがよいように思う。

3．PTSDになる人とならない人

　PTSDの複雑さを示す問題の1つが，上述したような，なぜ同じ外傷性イベントに曝されても，PTSDになる人とならない人がいるのかとい

うことである。当事者の多くはこの問題に苦しみ，なぜ自分がこのような病気に苦しまなければならないのか，いつも自らに問うている。当然心理教育においても，この疑問はついて回る。筆者自身は「このような出来事に遭遇すると，PTSDになったとしても全く不思議ではありません」と当事者に説明するけれども，同時に，「しかしPTSDにならない人も確かにいます」ということも伝えるようにしている。たとえば集団被災した人々への早期介入における心理教育では，前者とともに後者のことも強調し，様々なストレス反応が起こったとしてもPTSDにまで発展しないことも多いことは伝えるようにしている。

　このような個人のPTSDのなりやすさ，脆弱性はどこから生じるのか，この半世紀様々な研究が行われてきた。そしていくつかの要因がそこから浮かび上がってくる。①個人の（病前）性格，②個人のトラウマ歴，③家族因や遺伝負因，④トラウマ時の状況，⑤トラウマ後のサポートの有無や2次被害の有無などである。気をつけなければならないことは，このような個人のPTSD脆弱性を考えると，すぐに①の性格因に結び付けられてしまい，当事者の多くも「自分の性格が原因している」「自分の性格が弱いから」と思い悩んでしまうことである。

　実際のところ，PTSDになりやすい性格傾向とはどのようなものかについて一致した研究結果が得られているわけではない。たとえばPTSD患者の性格研究の多くは後方視的研究であるが，PTSDが個人のQOLに与える影響が非常に大きいことを考えると，これらの研究は明らかに妥当性を欠くだろう。すなわちPTSDになると，まるで人が変わったようになってしまうことも稀ならずあるのである。したがって，いわゆる病前性格を考えるならば前方視的研究が望ましいが，これらの多くは軍人の入隊時の性格検査を用いた研究であって，しかも結果は一致していない[1,22]。最近，ユーゴスラビアで空爆を受けた学生70名に対する前方視的研究の結果が報告されたが，結局，パーソナリティ特性とPTSDの間には有意な関連が見出せなかった[13]。

しかしこのような点にさえ気をつければ，なぜPTSDになったのかを当事者と考えることは，後のケアや治療には生かされることも多い。たとえば，ある飛行機事故の後，ずいぶん時間が経って1人の女性被災者が来院された。彼女は夫と幼い子供の3人で被災したのであるが，彼女だけ強いPTSD症状を呈し，「夫は元気にしているのに，自分は自家用車にも満足に乗れません」と涙ながらに胸中の苦しみを語った。彼女は事故時の状況を鮮明に覚えているにもかかわらず，夫は事故の瞬間のことはよく覚えていないようだった。さらに詳しく彼女の話を聞いてみると，事故時彼女は幼い子供を抱きしめており，飛行機が墜落した時には「子供は大丈夫だろうか」と，しっかりと目を見開いていたと言う。そして彼女の脳裏から，火が飛行機の床を舐めるように走る光景が一時も離れなくなった。すなわち彼女が幼い子供を直接守るべき立場にあったことが，彼女のPTSDへのなりやすさを高めていたようだった。そして，「もし（あなたではなく）ご主人さんが子供を抱いていたら，あなたはPTSDにはなっていなかったかもしれませんね」と伝えたところ，幾ばくかの安心が彼女に生まれたようであった。

　またある交通事故被害にあった男性は，PTSD症状が遷延化し，怒りが止まらなくなっていた。彼は営業マンで几帳面・真面目な性格の持ち主だったが，事故自体はそれほど長い病状の遷延を引き起こすような深刻さには思えなかった。しかし，よく話を聞くと2つのことが明らかとなった。第1に，事故後の加害者側保険会社の対応が適切でなかった。第2に，患者はそもそもワーカホリックで残業漬けの毎日であり，事故前から心身とも疲労が激しかった。結局患者は事故後も全く仕事のペースを変えようとせず，PTSD，ひいては抑うつ症状をきたしてしまったようである。来院後，以上のような見立てを伝え，治療開始と同時に仕事を休んでもらい，しばらくは補償交渉からも遠ざかってもらった。治療が進むと，今回の事故を奇貨として自分のライフスタイルを取り戻そうと少しずつ余裕が出てきた。ある時，患者は次のように語った。「今回の事故はとてもつらかっ

たが，おかげで自分の生活スタイルを見直すことができた。やっぱり，人生何があるのかわからないので，日頃からゆとりがないといけませんね」。

このような事例に出会うと，PTSDをごく単純な因果律で考えることが，必ずしも治療的でないことに気づく。当事者は，なるべく問題を一元化したいと思うかもしれない。「あの事件（事故）さえなければ……」という風である。そのような当事者の気持ちは当然受け止めなければならないが，一方で過度な一元論的解釈への執着は，病状の固着や自己破滅的な攻撃衝動を生み出す恐れもある。心理教育では，PTSDの複雑さもまたきちんと伝える必要があるし，そうすることで後のケアはいっそう行いやすくなるのではないかと考える。

4．事後の様々な問題とPTSD

オザー（Ozer）らは，PTSD発症の予測因子を推定すべく，MedlineやPILOTSなどのデータベースから収集した2,647の研究のメタ解析を行った[18]。その結果は，やや曖昧なものではあったが，トラウマ歴やトラウマ前の適応といったイベント体験以前の問題よりも，体験直後の解離や情動反応，あるいは体験後のサポートの有無といった，いわば事後の問題のほうがPTSDの発症予測となりうることを示した。このような，PTSDのケアに直接かかわってくる事後の問題は大きく3つある。

第1に，まず体験直後の情動反応，とくに離人症状のような解離症状の出現は，後のPTSD発症の大きな目安となる[2,4]。このような症状は，外傷早期の解離（peritraumatic dissociation）とも言われ，見た目の反応が乏しくても，深刻なトラウマを受けている可能性があることを示している。この事実は，とりわけ災害発生早期の心理教育では大切である。被災者・被害者に対してはもちろんであるが，援助者や家族といった，彼らを取り巻く人々に対してもこのような外傷早期の解離の意味について伝えていく必要がある。そうすることで，PTSDのハイリスク者をある程度同

定できるし，プライマリーケアにも結び付けることができる。

　第2に，体験直後の情動反応だけではなく，身体的な反応，たとえば血圧上昇や頻脈といった循環系の問題も後のPTSD発症の重要な予測因子となる[3]。このことを知っておけば，たとえば被災地での健診の際に，血圧や脈拍測定がどれほど大切かを保健師にも伝えることができる。保健師のような現場のスタッフは，メンタルヘルスケアをしようと言うとすぐに専門的なカウンセリングを思い浮かべ，そのことで腰が引けてしまうことも少なくない。しかし血圧や脈拍の測定といった身体面でのチェックは，上述したようなPTSDの早期発見につながるばかりでなく，被災者にとって専門家によるカウンセリングよりもはるかに受け入れられやすいものである。

　最後に，トラウマ後のサポートの重要性についても触れておきたい。深刻なトラウマを被った被災者や被害者は，しばしば経済的な，あるいは仲間を失うなどの社会的な損失を体験し，それがまた彼らの新たなストレッサーとなって，精神保健上のさらなるダメージが及ぶ。また深刻なトラウマを被った人は，現実面での損失ばかりでなく，認知面での変容をきたしてしまうことも多い。結果として，他の人を信じることができなくなって孤立し，過度に「自力」に頼るようになってしまう。まるで退路を断つかのように自分を追い込んでしまうのである。著者は，（上述した交通事故事例もそうであるが）しばしば「たしかに過去のトラウマも問題であるけれども，今のストレスを減らすこともとても大切。今がきついと，過去のトラウマの影響も大きくなる」と当事者に伝える。被害者や被災者に，現在の生活のあり方を大切にしてほしいからである。もちろんこのような事後の問題を考えると，ソーシャルワークがPTSDのケアにいかに重要かがわかる。

　さて，とりわけ事件被害者の場合，事後の様々なストレッサーの中でも，裁判が与える精神面への影響は甚大なものになるかもしれない。健康な人でさえひとたび裁判に巻き込まれると，大変な苦悩の渦中に置かれること

になる。まして PTSD のような重大な心身の問題を抱えている場合には，まず一時的にでも裁判によって症状は増悪するものと考えたほうがいい。もちろん裁判によって被害者のエンパワーメントが促進される場合もある。しかしその場合は，裁判の結果もさることながら，多くの支援者に出会うという体験があったからこそ乗り越えたという被害者が多いのである。つまり裁判をする際には被害者が孤立化しないように気をつけなければならない。したがって家族はもちろんのこと，とくに弁護士や警察・検察関係者に対する心理教育はとても大切である。

5．PTSD は「心の傷」か

　PTSD は，しばしば「心の傷」という風に称される。なるほど，この言葉は柔らかくもあり，人によっては受け入れやすい言葉かもしれない。しかしながら実際に多くの被災者や被害者に接してみると，「心の傷」という言葉はそれほどピンとこないようだし，人によってはとても抵抗感のある言葉にさえなってしまうようだ。

　もし PTSD が「心の傷」ならば，当事者の心の持ちようで何とでもなるような響きもあるし，「自分の力だけで何とかしよう」という過度の精神主義を助長するかもしれない。上述したように，PTSD 例は退路を断つかのように自分を追い込み，結果として孤立化しやすいので，過度の精神主義にとらわれることはできれば避けたいものである。また以下に述べるように，何よりも PTSD は症候学的にも，あるいは客観的データからも，生物学的問題を多くはらんだ疾患であると考えられる。

　PTSD に関する生物学的研究は枚挙にいとまが無いほどあるが，そのうち筆者が心理教育として当事者にしばしば伝える事象を紹介したい。とくにそれは，<u>PTSD の「振り子」現象</u>ともいうべき 2 相性の反応である。

1）過敏反応

　PTSDに罹患した人は，しばしば「頭では（大丈夫だと）わかっているのだけれども身体が過剰に反応してしまう」と語る。フラッシュバックが起こると，筋緊張が起こり，発汗し，呼吸は促迫する。これは症候学的にはほとんどパニック発作といってもいいし，実際このような状態の説明にはパニック障害と類似のモデルを用いることができる。すなわち脳の警報装置ともいえる青斑核を中心に分布しているノルアドレナリン神経系の過剰な興奮である。こうした反応は恐怖や不安の源泉ともいえ，たとえばアドレナリンα2遮断薬であるヨヒンビンの投与によって，PTSD例がパニック発作を起こしやすくなるばかりか，侵入性想起や解離症状まで出現することが知られている[23]。

　また，チャレンジテストとして乳酸を静注するとパニック発作が誘発されることから，強い不安・恐怖反応にはノルアドレナリンのみならず，青斑核ノルアドレナリン系を抑制する経路としてセロトニンの働きも重要であると考えられる[6]。このようなノルアドレナリンおよびセロトニンといった脳内モノアミンの働きの大切さを説明すると，たとえばPTSD治療で有効な選択的セロトニン再取り込み阻害剤（SSRI）や抗アドレナリン製剤の効用についても説明できる。また乳酸やヨヒンビンといった誘発物質によって，不安や恐怖，記憶喚起が引き起こされること自体，過剰な精神主義に対する警鐘になるのではないだろうか。

2）麻痺反応

　「物事を以前のように楽しめない」あるいは「感情が空っぽになったようだ」といった意欲や関心の低下，あるいは感情の収縮，孤立感といった反応を，しばしば麻痺反応（numbing）と呼ぶ。上述のような過敏な反応に比べるとよく目立たないものの，この麻痺反応もまたPTSDにおいて特徴的な症状であるし，当事者を長く苦しめる症状でもある。また覚醒亢進症状や侵入症状に比べると，当事者自身それがPTSD症状であると

はなかなか気づきにくいため，心理教育として取り上げていく必要があるだろう。

　さて，過敏な反応に比べると，この麻痺反応に対する生物学的研究からの説明は難しい面がある。たとえば，うつ病では視床下部・下垂体・副腎軸（HPA軸）の働きが活性化され，副腎皮質からコルチゾールの分泌が増すことはよく知られており，意欲低下や気分不良などの症状が生じるという説明はわかりやすい。ところがPTSDでは反対にコルチゾールの分泌は低下しているという所見が多く，さらにデキサメタゾン抑制試験の結果もうつ病とPTSDでは反対である。PTSDにおける麻痺症状がうつ病症状と似て非なる証左であるとも考えられるのだが，筆者はむしろ麻痺症状の説明を，βエンドルフィンなどの脳内麻薬とでもいうべきオピオイドの働きから説明するようにしている。

　もともとPTSD例では痛みに対する過敏性が亢進している，すなわち痛覚閾値が低下していることが見出されていた[19]。そこでピットマン（Pitman）ら[20]は，PTSDになったベトナム戦争帰還兵に映画「プラトーン」の一場面を見せたところ，彼らの痛覚閾値は一気に上昇した。すなわち痛みを感じなくなったのである。この現象は一般にストレス誘発性無痛覚（stress induced analgesia：SIA）といわれる現象であるが，さらにピットマンらのチームは麻薬の治療薬でもあるナロキソンを事前に投与しておくと，このSIAを予防できることを見出した。これらの知見から，PTSD例では脳内オピオイドの分泌不全があり，知覚過敏になったり，あるいは麻痺的になったりする相反する2つの状態が引き起こされてしまうことがよくわかる。

　以上のような2相性の反応が，PTSD例を絶え間なく襲うことになる。彼らは過敏反応と麻痺反応の間をまるで振り子のように行ったり来たりして，平穏に時を過ごすことがないのである。もちろん以上のような所見以外にも，海馬容積減少といった画像診断上の問題，あるいは事象関連電位

や睡眠などの精神生理学的問題，あるいは免疫機能の問題などPTSDには様々な生物学的問題が存在する。もちろんまだ明らかでないことも数多くあるが，少なくともPTSDを「心の傷」というイメージで捉えるよりも，むしろ「脳の機能失調」というイメージで捉えてもらうほうが実態に即しているし，治療にも結び付けやすい。そして何よりも，このような生物学的モデルはわかりやすく，当事者や周囲の人にもよく伝わるのである。

ただし誤解なきよう付言しておくと，PTSDが生物学的基盤を有した疾患であるとしても，だから心理療法やソーシャルワークが不要であるというわけでは決してない。これほどの脳の機能失調が生じるのであれば，認知面においてはもちろんのこと，現実生活においても多大なハンディキャップが生じ，ひいては個人の価値観や安寧（well-being）にも大きな影響が出るだろう。だからこそ心理・社会的治療が必要なのであるし，心理教育が有用なのである。そして，このようなPTSD理解の文脈は，統合失調症やうつ病などと似ている。言い古された言葉でいえば，PTSDのモデルは，生物学的・心理社会的モデルが相応しいということである。

6．PTSDからの回復

PTSDは回復するのか，回復するとしたら一体どのくらい時間がかかるのか，このようなPTSDの転帰や長期的予後に関する疑問も，心理教育では避けては通れないことである。そして，このような問題を考える上で大切なことは，前述したように外傷性にイベントにあった人全般と，その中でもPTSDに罹患した人との区別をすることである。すわなち，災害や事故，事件に遭遇した人のほとんどは何らかの精神的反応を起こすが，比較的速やかに回復していく人も決して少なくない。しかしながら様々な理由でPTSDに陥ってしまうと，回復に時間がかかる場合も多いのである。

たとえばクルカ（Kulka）ら[11]によると，ベトナム戦争から約20年を

経過してもなお15％の帰還兵がPTSD症状に苦しめられていた。また，多くの死傷者を出したオーストラリアの大規模な山火事災害に従事した469名の消防隊員を調査したマクファーレン（McFarlane）[16]らは，災害後42カ月経ってもなお初期にPTSDと診断された隊員のうち56％にPTSD症状が残遺していたことを明らかにした。さらに，1972年に起こったバッファロークリークダム決壊後の被災住民に対する長期予後調査では，事故後2年の時点では44％の住民にPTSD診断が下されたが，事故から14年を経た1986年の時点でもなお28％がPTSDと診断されたのである[7]。

　上記の研究は，いずれも戦争や災害の被害者に対して行われた。しかしながら犯罪や事故の被害者が多い一般の地域住民ではどうであろうか。ケスラー（Kessler）ら[12]の大規模な疫学研究によると，治療群でも非治療群でもPTSDの発症後2年くらいまでは急速に改善し，30〜40％は回復する。そして，その後は発症後約5年までは徐々に回復して60％程度の改善率となり，以降ほとんど改善率は変化しなかった。また最近ドイツで行われた，若年住民を対象にした縦断調査の結果では，4年前後の追跡期間で，なお48％のPTSD例は回復しなかったのである[21]。これらの研究結果から明らかなことは，<u>PTSDは回復可能な疾患であるけれども，慢性例も少なくない</u>ということである。

　もちろん被害者や被災者は，トラウマを受ける前の生活に戻りたいと切実に願っているし，そのような願いが叶うならば，それが最も望ましいことではある。しかし残念なことに，トラウマ性の記憶が完全に払拭されることはまずない。したがって，トラウマを受ける以前とまったく同じ状態になることを目標にすることは適切ではない。「これほどつらい記憶が全くなくなることはないでしょうし，PTSDの症状が長く続く場合もあるかもしれません。しかしそれでも今よりずっと楽に生活を送ることはできます。それを当分の目標にしましょう」。筆者は，このような説明をすることが多い。

トラウマ以前の生活とは違ってしまっても，よりよい人生を歩むことは可能なのである。たとえば最近「トラウマ後の成長（posttraumatic growth：PTG）」という考え[24]があるが，これは余人にとって到底耐え難い体験であっても，トラウマ以前よりも成長する可能性があるという考えである。このような考えを当事者に伝えていくかどうかは別にしても，当事者自身はもちろん，家族をはじめとして当事者にかかわる人々が絶望しないような回復モデルを提示し，伝えることが非常に重要である。

7．いったい問題はPTSDなのだろうか

大きな事件や事故，災害があると，必ずといっていいほどPTSDの存在が問題となる。しかしながらPTSDの大きな特徴の1つは，並存疾患の多さであり，臨床的に問題となるのは何もPTSDばかりではない。ケスラーら[4]による1995年の大規模疫学調査によると，PTSD診断例では男女ともおよそ50％近くがうつ病を並存していた。前述したえひめ丸沈没事件においても，生還した生徒らはPTSDを高率に発症しているばかりか，64.6％が大うつ病エピソードを並存していた[3]。そして図2にみられるように，PTSD症状とうつ病症状は非常に強い正の相関が認められたのである。このように，PTSDが重症であればあるほど，抑うつ症状や解離症状もまた増悪することは臨床上よく認められる。

そして，このようなうつ病の並存でもっとも危惧されるのは，PTSD例の自殺の危険性が高まることである。たとえばキルパトリック（Kilpatrick）ら[13]が行った1985年の調査では，強姦された被害者の多くがPTSDだけではなくうつ病に陥っていた。そして実に19.2％が実際に自殺を企てていて，これは被害体験のない者の8.7倍にあたる高率である。またPTSDは他の不安障害に比べると2倍近く自殺の危険性が高く，むしろうつ病のそれに近いという報告[14]もある。

時々PTSD例にどのように接したらいいのかわからないという声を聞

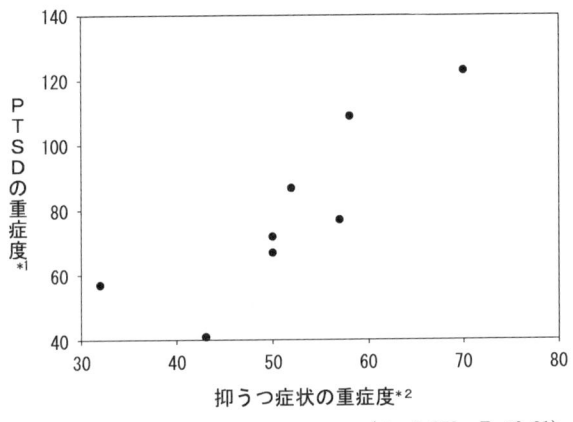

($r = 0.852$ $P < 0.01$)
*1：Clinician administered PTSD scaleの総得点
*2：Self-rating Depression scaleの総得点
図2　PTSD重症度と抑うつ重症度との相関

くが，うつ病の並存は常に念頭に置く必要があるし，激励の禁止などうつ病患者と接する際に必要な配慮を心がければ間違いが少ないのではないだろうか。そして，うつ病を並存していて，なおかつ切迫した希死念慮も認める場合には，入院治療を含めた危機介入的なアプローチが必要となる[17]。もちろん心理教育においても，深刻なトラウマを負った後にはうつ病が引き起こされやすいこと，あるいは自殺や自傷企図が多いことは伝えるべきである。

さて，このようなうつ病の並存と同様に考えなければならないのが，親しい人を予期せぬ形で失うような外傷性悲嘆である。悲嘆について詳述する紙幅の余裕はないが，PTSDと外傷性悲嘆とは共通する要素と相反する要素とがある。もっとも異なる点は，基本的にPTSDは「忘れたくても忘れられない」ことが問題であるのに対し，悲嘆は「忘れることで大きな苦痛が生じる」ことが問題となる点である。結果として，前者は記憶からの回避が生じ，後者は記憶への拘泥が生じる。筆者は，PTSDに関する心理教育が，悲嘆をテーマにしている患者にはしっくりこないという個

表2　PTSDなどのトラウマ反応のまとめ

1. 被害者や被災者の多くは様々なトラウマ反応を引き起こすが，PTSDはその中の1つである。
2. PTSDは誰でもなるわけではないが，誰にでも起こる可能性がある。
3. トラウマ反応の多くは時間の経過とともに回復していくが，PTSD例では症状が長引くことも多い。
4. PTSDでは，体験直後の反応やその後のサポートなど，事後の問題を考えることが大切である。
5. PTSDでは，脳の機能失調とでもいうべき生物学的問題が多く引き起こされている。
6. トラウマが問題か，あるいは人格が問題かといった2分法は多くの場合誤りである。
7. うつ病や悲嘆など，PTSD以外の病態にも注意を払うべきである。

人的な感想がある。侵入性想起や回避というPTSDの中核をなす症状が，悲嘆を主たるテーマにした人にはあまり見られず，したがって対処行動もずいぶんと異なるのが大きな原因ではないかと推察している。

8．おわりに

以上，PTSDなどのトラウマ反応に関して，被害者や被災者にどのように伝えていくかといった心理教育上の問題について述べてみた（表2参照）。PTSDの心理教育は，統合失調症のそれと似て，生物学的・心理社会的モデルに沿って教示したほうがわかりやすい。しかしながら統合失調症とPTSDの心理教育の最も大きな違いの1つは，前者がセルフ・スティグマを非常に生みやすく，したがって当事者に受け入れられにくい一方で，PTSDは明確に外的要因の存在を認めているため，当事者にとって受け入れられやすい点である。もともと深刻なトラウマを負った人は，罪責感情が強く自罰的である。したがってPTSDの考え方に触れることによって，ようやく救われたという感じがする。この感覚があってはじめてエンパワーメントの第一歩を，当事者は歩むことができるのである。

さて，「救われた」当事者は，PTSD概念を伝えた治療者に信頼を寄せるようになる。まるで白馬の騎士に出会ったかのように，絶大な信頼を寄

せることもある。しかし実際には，治療やケアの期間は長くなることも多く，当事者は次第に幻滅を抱くようになり，時として治療スタッフに激しい怒りを向ける。もちろん治療者もまたそのような当事者の期待に沿おうと頑張り，しばしば疲弊する。このように PTSD の治療は，<u>信頼〜幻滅〜怒り〜疲弊</u>という当事者・治療者双方向的なプロセスを引き起こすことがある。ここが PTSD の心理教育やケアの難しさである。

　たしかに PTSD は，トラウマイベント曝露によって引き起こされる心理的・生理的反応ではあるけれども，あまりにも単純な因果律で PTSD を理解することは治療上得策でない。たとえば複雑性 PTSD という言葉があるが，そもそも複雑でない PTSD はないのである。もちろん，上述したエビデンスからも明らかなように，病因を考える際に<u>トラウマ体験か，あるいは人格かといった単純な 2 分法的問題布置もまた誤り</u>である。どのような疾患の心理教育でも，「いかにわかりやすく伝えるか」は根幹を成すテーマであるが，それはあくまでも教示スキルに関わることであって，疾患モデルが単純であることを意味しない。とりわけ PTSD の心理教育では，この点を踏まえておく必要がある。

　最後に PTSD 診断の問題についても若干ふれておく。冒頭で述べたように，たしかに一部では PTSD の過剰診断が問題となっている。しかし一方で，PTSD は過小評価されやすい疾患でもある。上述したような複雑な病態がその一因かもしれないが，筆者は結局のところ，当事者の被害体験や被災体験が，一体どのような衝撃度であったか，治療者に十分わからない点が大きいと考えている。たとえば強姦される，監禁・虐待される，あるいは子供を殺されるなどという体験をした当事者が治療者のもとを訪ねてくる。治療者は当事者の凄惨な話を聞くと圧倒されるような感覚，あるいはそれこそ治療者のほうに非現実感が沸き起こってくることがある。しばしば事態を過小評価する背景には，このような治療者の側の非現実感があるのかもしれない。

　しかし，そのような当事者の体験を理解できないことをまず認めること

は大切である。「私にはあなたが受けた被害の大きさは十分実感できないし，あなたの苦悩について理解しているとは言えません」と率直に語るほかないことも多い。そもそもわからないから，当事者の語る言葉に耳を傾けるのであるが，それは治療者にとっても負担のかかる作業である。また訴訟や労災，あるいは補償問題にかかわらなければならないなど，他の精神疾患にはない煩雑さや困難さもある。したがって心理教育を行う場合でも，他の疾患と同様，できるだけチームで行うことが望ましい。つまり治療スタッフもまた，自らの労苦をともに語る仲間が必要なのである。

＊献辞：心理教育用パンフレットを作成していただいた久留米大学病院精神科カウンセリング室の大岡由佳，高松真理，大江美佐里諸氏に感謝します。

■文献
1) Bramsen, I., Dirkzwager, A.J., van der Ploeg, H.M.：Predeployment personality traits and exposure to trauma as predictors of posttraumatic stress symptoms：a prospective study of former peacekeepers. Am. J. Psychiatry, 157；1115-1119, 2000.
2) Birmes, P., Brunet, A., Carreras, D. et al.：The predictive power of peritraumatic dissociation and acute stress symptoms for posttraumatic stress symptoms, a three-month prospective study. Am. J. Psychiatry, 160；1337-1339, 2003.
3) Buckley, T.C., Kaloupek, D.G.：A meta-analytic examination of basal cardiovascular activity in posttraumatic stress disorder. Psychosom. Med., 63；585-594, 2001.
4) Classen, C., Koopman, C., Hales, R. et al.：Acute stress disorder as a predictor of posttraumatic stress symptoms. Am. J. Psychiatry, 155；620-624, 1998.
5) Gregg, W., Medley, I., Fowler-Dixon, R. et al.：Psychological consequences of Kegworth air disaster. Br. J. Psychiat., 167；812-817, 1996.
6) Gorman, J.M. et al.：Ventilatory physiology of patients with panic disorder. Arch. Gen. Psychiatry, 45；31-39, 1988.
7) Grace, M.C., Green, B.L., Lindy, J.D. et al.：The Buffalo Creek disaster：a 14-year follow-up. In：(ed.), Wilson, J.P., Raphael, B. International Handbook of Traumatic Stress. Plenum Press, New York, p.441-449, 1993.
8) Kessler, R.C., Bromet, E., Hughes, M. et al.：Posttraumatic stress disorder in the National Cormobidity Survey. Arch. Gen. Psychiatry, 52；1048-1060, 1995.
9) 加藤寛，岩井圭司：阪神淡路大震災被災者に見られた外傷後ストレス障害―構造化面接に

よる評価. 神戸大学医学部紀要, 60 ; 677-683, 2000.
10) Knezevic, G., Opacic, G., Savic, D. et al. : Do personality traits predict posttraumatic stress? : a prospective study in civilians experiencing air attacks. Psychol Med., 35 ; 659-663, 2005.
11) Kulka, R., Schlenger, W.E., Fairbank, J.A. et al. : Trauma and the Vietnam War Generation : Report of the Findings from the National Vietnam Veterans Readjustment Study. Brunner and Mazel, New York, 1990.
12) Kessler, R.C., Bromet, E., Hughes, M. et al. : Posttraumatic stress disorder in the National Cormobidity Survey. Arch. Gen. Psychiatry, 52 ; 1048-1060, 1995.
13) Kilpatrick, D.G., Best, C.L., Veronen, L.J. et al. : Mental health correlates of victimization : A random community survey. Journal of Consulting and Clinical Psychology, 53 ; 866-873, 1985.
14) Kessler, R.C., Borges, B., Walters, E.E. et al. : Prevalence and risk factors of lifetime suicide attempts in the National Cormobidity Survey. Arch. Gen. Psychiatry, 56 ; 617-626, 1999.
15) 前田正治, 丸岡隆之, 寺本辰之ほか：えひめ丸事故が及ぼした精神的影響, 帰還生徒に対する8カ月調査. 臨床精神医学, 31 ; 158-164, 2002.
16) McFarlane, A.C., Papay, P. : Multiple diagnosis in posttraumatic stress disorder in the victims of a natural disaster. J. Nerv. Ment. Dis., 180 ; 498-504, 1992.
17) 丸岡隆之, 前田正治, 山本寛子：心的外傷患者に対する入院治療の有用性, 複雑性PTSD症例の入院治療から. トラウマティック・ストレス, 1 ; 23-28, 2003.
18) Ozer, E.J., Best, S.R., Lipsey, T.L. et al. : Predictors of Posttraumatic stress disorder and syndrome in adults : A meta-analysis. Psychol. Bull., 129 ; 52-73, 2003.
19) Perry, S.W., Cella, D.F., Falkenberg, J. et al. : Pain perception in burn patients with stress disorders. Journal of Pain and Symptom Management, 2 ; 29-33, 1987.
20) Pitman, R.K., van der Kolk, B.A., Orr, S.P. et al. : Naloxone-reversible analgesic response to combat related stimuli in posttraumatic stress disorder : A pilot study. Arch. Gen. Psychiatry, 47 ; 541-544, 1990.
21) Perkonigg, A., Pfister, H., Stein, M.B. et al. : Longitudinal course of posttraumatic stress disorder and posttraumatic stress disorder symptoms in a community sample of adolescents and young adults. Am. J. Psychiatry, 162 ; 1320-1327, 2005.
22) Schnurr, P.P., Friedman, M.J., Rosenberg, S.D. : Premilitary MMPI scores as predictors of combat-related PTSD symptoms. Am. J. Psychiatry, 151 ; 156-157, 1994.
23) Southwick, S.M., Krystal, J.H., Morgan, A.C. et al. : Abnormal noradrenergic function in posttraumatic stress disorder. Arch. Gen. Psychiatry, 50 ; 266-274, 1993.
24) Tedeschi, R.G., Calhoun, L.G. : The Posttraumatic Growth Inventory, measuring

the positive legacy of trauma. J. Trauma Stress, 9 ; 455-471, 1996.
25) Yule, W., Bolton, D., Udwin, O. et al. : The long-term psychological effects of a disaster experienced in adolescence : I : The incidence and course of PTSD. J. Child. Psychol. Psychiatry, 41 ; 503-511, 2000.

〈付録〉

トラウマがもたらす心身への影響
～PTSD（Post Traumatic Stress Disorder）とそのケア～

久留米大学病院精神神経科

はじめに

「トラウマ」とは，もともと"外傷"という意味ですが，身体への外傷だけでなく，心に傷を負った場合にも「トラウマ」と表現します。このようなトラウマを引き起こす出来事とはどのようなものでしょうか。

例えば，ある人が……

- 身体的に襲われたり攻撃されたりしたとき（ドメスティック・バイオレンスやレイプ等）
- ひどい自動車事故や，飛行機・列車の事故に遭遇し負傷したとき
- 台風や洪水，暴風雨のような自然災害によって心身を傷つけられたりしたとき
- 恐喝や車ののっとりで脅迫されたとき
- 戦闘に巻き込まれたとき
- 愛する人の予期しない死を知らされたとき

米国精神医学会（APA）の定義によると……

★外傷的な出来事とは：
　　実際にまたは危うく死ぬまたは重症をおうような出来事を，
　　　　一度または数度，
　　　　　あるいは，
　　　　自分または他人の身体保全に迫る危険を，
　　その人が体験し，目撃し，または直面すること。

★そして……
　その人の反応に，無力感，強い恐怖，または戦慄が含まれる。

外傷的な出来事を経験した後に，ほとんど人は，ある一定の期間を経て，出来事以前のような生活感覚を少しずつ取り戻していきます。

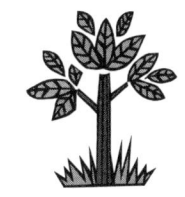

外傷的な出来事は外傷後ストレス障害（PTSD）を引き起こすことがあります

　先ほど述べた外傷的な出来事は，"外傷後ストレス障害"もしくは"PTSD"と呼ばれている状態をもたらすことがあります。外傷的な出来事による急性ストレスは身体的症状に加えて，脳内で化学的な反応を引き起こします。これらの症状を体験する人々の一部がPTSDに発展する可能性があります。

PTSDについて知っておくべきこと

　以前には，大きなストレスに遭遇する戦争兵士のみがPTSDを引き起こすものだと考えられてきました。そのため，かつてPTSDは"戦闘疲労 combat fatigue"や"砲弾ショック shell shock"と呼ばれてきました。しかし，その後，災害・事故・犯罪によってもPTSDを引き起こすことが確認されてきたのです。
　現在，PTSDは，決して異常な体験ではなく，極度の危険などに巻き込まれれば，誰にでも生じる反応であると理解されています。つまり，"気のせい"でもなければ，あなたが弱いからでもないのです。PTSDとは「異常な状況に対する正常な反応」なのです。そして，PTSDは医学的に治療可能な疾患です。

何故PTSDが起こるの？

　私たちは，困難な出来事が起こる時でも，たいがいそれに備えるための時間があるものです。たとえばもしあなたが大きな手術を受ける場合でも，十分な説明を受ける時間があれば，自分の気持ちを整えることができるでしょう。
　しかし，外傷的な出来事は，まったく予期しない時に起こり，突然の衝撃を心と身体に与えてしまいます。このように，通常では考えられないストレス下に置かれた場合には，その体験への恐怖や記憶は，心（脳）と身体に強く刻み付けられることとなります。その結果，突然に体験が目の前で再現されているように感じたり，悪夢をみたり，自分の感情が麻痺したように感じたりするようになってしまう――これがＰＴＳＤを引き起こすメカニズムだと考えられています。

どれぐらいの割合でPTSDになるの？

　外傷的な出来事を経験する人がすべてPTSDになるわけではありませんが，米国では13人に1人が一生のうちどこかでPTSDになるといわれています。また日本のある調査では，大規模な震災，犯罪，工場事故などで，未治療のまま1年経過した時点でPTSD診断を満たす人は10％程度が目安といわれています。
　さらに外傷的な出来事の内容によってはPTSDになる発症率が高くなると言われています。一般に人的災害の方が自然災害より発症率は高く，例えば，米国では強姦被害者の約半数がPTSDになったと報告されています。

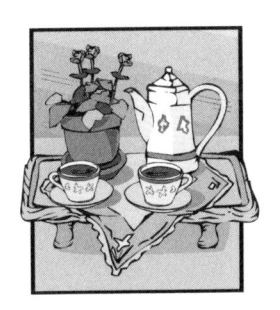

PTSD 症状を理解しよう

PTSD と診断されるのは，その人の症状が……

- 外傷的な出来事を経験したり目撃したり直面したりした後に，
- 1カ月以上続いていて，
- プライベートや仕事，日常生活におけるその他の重要な領域に問題をもたらしたり，苦しめたりしているとき，です。

PTSD の症状

　PTSD になった人々は，たいてい，次の3群の症状が出現しています。PTSD と診断されるためには，3群のそれぞれについていくつかの症状がそろっていなければなりません。医師は，症状を説明するために，一定の医学用語を使います。これらの医学用語に関してこれから説明します。

1. 再体験症状

　PTSD と診断されるためには，以下の症状のうち1つ（またはそれ以上）が当てはまらなければなりません。

- 出来事についての頻繁で，突然の，混乱させるような記憶（「出来事」のあるイメージや思考を含む）
- 出来事についての反復的で苦痛な夢
- 出来事が再び起こっているかのように行動したり，感じたりする（出来事についてのフラッシュバックのような再現を含む）
- 事件について思い出させるような人物や場所などを見たときに起こる強い精神的，感情的苦痛
- 事件について思い出させるような人物や場所などを見たときに起こる身体的反応（震え，寒気，動悸，等）

2．回避，麻痺症状

PTSDと診断されるためには，以下の症状のうち3つ（またはそれ以上）が当てはまらなければなりません。

- 出来事を思い出させる考え，感情または会話を回避しようとする努力
- 出来事を思い出させる活動，場所または人物を避けようとする努力
- 出来事の重要な側面の想起不能
- かつて楽しんでいた活動を楽しんだり，それに参加したり出来ない
- 家族や友達から孤立している，または疎遠になっているという感覚
- 感情の起伏が以前より少なく感情が"麻痺"した感覚
- 未来（仕事をしたり，結婚したり，子どもをもったり，年をとっていくこと）が思い描けない

3．覚醒亢進症状

PTSDと診断されるためには，以下の症状のうち2つ（またはそれ以上）が当てはまらなければなりません。

- 入眠，または睡眠維持の困難
- 怒りの爆発やイライラすること
- 集中困難
- 過度に警戒をしている感覚
- 些細なことでびっくりしてしまうこと

PTSD症状の出現

PTSDの症状は，たいてい外傷的な出来事から2～3週間以内に現れ始めます。しかしながら，なかには，外傷的な出来事から数カ月や数年経って初めて症状が出る人もいます。

PTSDと似た症状を示していても，他の疾患が原因となっている場合があります。自分の症状がPTSDに当てはまるか等PTSD症状についてもっと知りたい方は，医師あるいは医療専門職（心理士，ソーシャルワーカー，看護師，薬剤師等）にお問い合わせください。

PTSDに対するその他の反応

PTSD─他の病気の可能性

時にはPTSDの人が，同時に他の症状を示すことがあります。

★精神症状
・パニック障害
・うつ病
・アルコール，薬物依存症

★身体的症状
・頭痛
・胃，腹部の痛み
・便秘，下痢
・呼吸の問題
・筋肉の痙攣，痛み
・肩のこり，背中の痛み
・心臓の問題
・起立性低血圧

PTSD症状に加えて上記のような症状が現れるときがあります。もし，上記の徴候に心当たりがある場合には，医師あるいは医療専門職に御相談ください。

PTSD─他の心理的症状

上記で説明したPTSD症状に加えて，次の症状が見られることもあります。

・罪責感（たとえば──自分の行いが悪かったのではないかと過度に責めてしまう）
・解離（たとえば──自分がやったことをよく覚えていない）
・離人感（たとえば──まるでガラス越しに世界を眺めているような感覚）
・悲嘆反応（たとえば──身近な人との死別による悲しみにひたってしまう。あまりに長期にわたって続く場合は症状として考えられます）

PTSD―子どもの場合

　子どもは，大人のようには表現できず，下記のような徴候を見せる時があります。子どもが外傷的な出来事を体験した後に下記の症状が続くようでしたら，かかりつけの医師までご相談ください。

★幼児，低学年児童
・親のそばを離れようとしない
・夜暗くなると不安がる
・一人では眠れない
・明かりをつけていないとトイレにいけない
・指しゃぶり，夜尿などの再現

★高学年児童以上の子ども
・身体不定愁訴（お腹が痛い，頭が痛い，等）
・持病（喘息・アトピー等）の増悪
・攻撃性態度，衝動コントロールの低下
・自己価値感情の低下
・対人関係の変化
・学習の障害

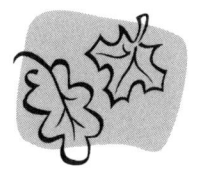

PTSDからの出発

外傷的な出来事を語ることについて

　PTSDとなるほどの出来事を体験した直後に，その体験について思い出したくない，語りたくないと感じることは自然なことです。周りの人から口々に「何が起きたのか」「なぜそんなことになったのか」と尋ねられるのがつらい，と感じている方もおられるかもしれません。外傷的な体験の詳細を無理に話す必要はありませんし，誰に何を話すかはあなたが決めてよいのです。もちろん，信頼のおける人に自分から出来事について話すことは回復の助けとなるでしょう。

　一方で，身近な人やあなたが信頼できる人に，あなたの"今の気持ち"や"現在抱えている心配事"について話すことはより大切です。周囲の人は，あなたに何を話しかけたらいいのか，何が助けになるのか，と戸惑っていることも多いのです。

　もし，話しているうちに，非常に強い感情が出てコントロールがつかなくなったりしたときには，かかりつけの医師に御相談ください。

PTSDの専門治療について

　治療は，大きく分けて(1)薬による治療（薬物療法），(2)対話による治療（精神療法）の2種類があります。

　薬物療法は，PTSDの症状である，再体験症状，回避・麻痺症状，覚醒亢進症状に対して用います。現在最もよく用いられている薬物は抗うつ薬としても用いられているSSRI（選択的セロトニン再取り込み阻害薬）と呼ばれるものです。その他にも，アドレナリン遮断薬や，ベンゾジアゼピン系抗不安薬，睡眠導入薬なども用いられます。

　薬物は，ひとりひとりの症状に応じて処方されますので，担当の医師と症状に関して十分話し合うことが大切です。時には，睡眠の状況に関して「睡眠日誌」などに記録していただくこともあります。

　精神療法で最もよく行われているのはカウンセリングです。カウンセリングでは，専門家が十分な面接時間をとりお話をうかがいます。また，より治療の焦点を絞った精神療法としてはEMDRや認知行動療法等，いくつかの治療法があります。

　精神療法によって，回復のスピードがはやまることが研究で明らかとなっています。ただし，うつ症状や不眠が強いなど，薬物療法中心の治療が必要な方には専門的な精神療法は行わない場合があります。

　子どもの場合には言葉での交流が難しいことが多いため，遊びを用いた治療（プレイ・セラピー）が用いられることがあります。

ぼちぼちいこう！

　どんな病気でも楽になるには時間がかかるように，PTSDの回復にも一定の期間を要します。足を骨折したらすぐには歩けないし，十分なリハビリも必要です。それと同じように，PTSDの場合にも，出来事以前の生活を取り戻し，安心・安全な感じを得るには，ゆったりと心のリハビリをする必要があります。
　一般的には，時間を経るごとに，外傷後の緊急事態の状態から少しずつでも楽に生活できるようになっていきます。

PTSDの道のりの先には……

　外傷から回復していく方は，外傷の体験も自分の人生の一部として組み込み，新たな人生モデルを描いていくと言われています。あなたが生きていく上で，外傷的な出来事は忘れ去ることはできないかもしれません。しかし，回復していく過程で心身が楽になり，出来事を想起することが苦痛に満ちたものではなくなる時が来るでしょう。

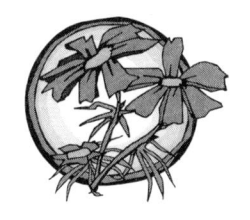

家族やパートナーへの影響

　あなたの家族やパートナーも，あなたと同様に混乱した状況に陥ることが多いものです。なぜなら，あなたは外傷的な出来事に遭うことで，今までのあなたとは違ったように見えることがあるからです。そして，あなたと家族やパートナーとの関係も，そのような状況の中で緊張が高まってしまうことがしばしばあります。

　ですから，家族やパートナーにも外傷的な出来事の心身の反応を十分に理解してもらうことが必要です。あなたが「弱いから」「おかしいから」PTSD にかかっているわけではないことを説明しましょう。かかりつけの医師や医療専門職員もお手伝いします。そして，家族やパートナーにも治療に協力してもらいましょう。

もっと PTSD を知りたい方に……

【トラウマティック・ストレス全般に関して】
　日本トラウマティック・ストレス学会
　　http://www.jstss.org/
　「これからのメンタルヘルス」（小西聖子先生による PTSD の解説）
　　http://www.nisseikyo.or.jp/home/mental/2/2-2001 top.htm
【震災・自然災害】
　「こころのケアセンター」アーカイブス
　　http://www.survival.org/kokoro-net/index.htm
【犯罪被害】
　警察による犯罪被害者支援ホームページ
　　http://www.npa.go.jp/higaisya/home.htm
【DV】
　内閣府男女共同参画局
　　http://www.gender.go.jp/
【児童虐待】
　子どもの虹情報研修センター
　　http://www.crc-japan.net/index.php

御家族や周囲の方へ

　家族や周囲の方から支援を受けることが，回復の大きな力となることがこれまでの研究からも明らかとなっています。
　「たいした事なかったね」「命を失うよりましだよ」「がんばらなきゃ」といった励ましや勇気づけは，よかれと思っての声かけではあっても，ご本人にとっては，自分の受けた"トラウマ"の重みを理解していない発言と受け取られてしまいます。
　また，外傷的な出来事を，起きた直後に無理に語ってもらうことは，回復への妨げになることがあります。「何が起きたのか」ばかりに気をとられてしまいがちですが，ご本人の今の気持ちに目を向け，耳を傾けてください。
　大切なのは，心身ともに安心して過ごせる環境を提供することです。

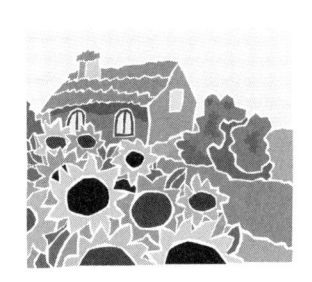

補足

　この冊子があなたの役に立つものであってほしいと願っていますが，決して医師による診察の代わりにはなりません。あなた自身の症状・診断や治療については，必ず医師の診察を受けた上で御相談ください。

（このリーフレットは，Pfizer社の"LIFE AFTER THE TRAUMA；Every person should know"を参照に作成しました。）

第4章　モーズレーアプローチによる摂食障害の心理教育

上原　徹

1. モーズレーアプローチは心理教育か？

　本章では，児童青年期（特に10代）の神経性拒食症（anorexia nervosa）に対して有効性が示されてきている家族療法の1つ，モーズレーアプローチ（Maudsley Family Based Treatment）を紹介する。本法をエビデンス心理教育の1つとして取り上げたのは，その基本的原則や姿勢が心理教育的アプローチと同一であるからであり，後述するように無作為抽出による臨床試験の結果も示されていることによる。本法では，家族を原因ではなく最大の治療資源と位置づけ，彼らが積極的に患者のケアを担えるように力づける。この姿勢は，家族心理教育のエンパワーメントとまさしく合致する。最初に両親に病気について適切な理解を深めてもらい，これにより治療参加への積極的動機付けを強化し，そのあとで病気と患者とを徹底的に切り離すやり方も，心理教育の理念やテクニックに近い。

　ちなみに摂食障害に対する心理教育は，モーズレーアプローチのような単家族を対象としたやり方だけでなく，日本で広く行われている家族教室や複合家族の実践も進んでいる。これらに関してはすでに充実した教科書が存在しており[4,6]，大変参考になる。これらの中で指摘されているように，摂食障害が精神疾患の中でも特に高率に身体疾患を合併し致命率も高いこと，慢性例や再発例も多いことから，心理教育の対象とすべき問題であることは疑いがない。病因の複雑さや経過中の治療困難性に鑑みて，援助には包括的アプローチが必要であり，さまざまな分野の連携が要請される。家族心理教育は，こうした連携の場や人をつなぐ役割を果たすことができる。

表1　モーズレーアプローチの特徴と家族心理教育との共通点

特徴
- 10代の拒食症とその両親を対象にしている
- チームアプローチを基盤としている
- 科学的根拠がある程度確立されている

共通点
- 両親（もしくは保護者）が，治療の中心的役割を担う（積極的関与と判断の主体）
- そのための適切な情報提供
- 家族は重要な資源である
- 専門家は家族を支援し，力づけて，問題解決の工夫を身につけてもらう
- 原因探しをやめて，目の前の行動に焦点を当てる
- 徹底的な外在化（病気と患者を切り離す）

　いずれにせよ摂食障害の心理教育でも，家族の適切な疾病理解を促進し，彼らが対処行動を獲得すること，グループによる心理的サポートを得ること，に主眼が置かれる。家族を病因ではなく治療経過にかかわる重要な環境とみなし，彼らをエンパワーすることで，ひいては患者の回復や病状の改善を目指すことは，方法が違えども変わらない点である。さまざまな専門家や，治療援助システムとのつなぎ役を果たすのが心理教育でもあり，摂食障害という多元的，複合的病因・病態を特徴とする疾患への援助法として，有効なアプローチとなりうる。表1に，モーズレーアプローチの特徴と家族心理教育との共通点をまとめてみた。

2．モーズレーアプローチについて

1）従来の家族療法との違い

　摂食障害の家族関係については，「心身症家族」や「母子カプセル」といった指摘に示されるごとく，専門家の関心を集め続けてきた。構造派に代表される摂食障害の家族療法は，家族が患者の自立を阻み，子供を抱え込み葛藤を回避している状況を問題とし，過剰なコントロールや硬直した関係性を変えることに主眼を置く[8]。一見すると，モーズレーアプローチ

(Family Basecl Treatment；以下FBTと略す）はそれらと一線を画している。本法はそもそも英国のモーズレー病院で取り組まれてきた家族研究に端を発し，特に10代の拒食症患者とその両親を対象にしている[9]。両親（もしくは保護者）が，患者の再養育の中心的役割を担い，ケアの主体となるべく教育や支援を行う。基本的な考え方として，病気の原因探しをやめて，目の前の行動に焦点を当てる。そして，食行動や摂食関連の問題に集中的に取り組む。その際重要なのは，徹底的な外在化である。すなわち，患者そのものと病気とを分けて考える工夫である。FBTは次項で示すように科学的根拠がある程度確立されており，エビデンス心理教育として扱った理由がここにある。

2）具体的な内容

　最初に肝心なのは，家族が摂食障害についてその深刻さを理解することである。ここは，心理教育の教育的な側面である。次に，治療において家族がとても重要であることを強調し，両親が主役となるよう要請する。治療者は指示や判断の中心となるのではなく，家族を援助しともに相談していく役割であることを確認する。協働とエンパワーメントのプロセスである。引き続き家族セッションにおいては，両親の意見や考え，態度を限りなく一致させることに重点を置き，表面的には家族システムや家族特性をあまり重視しない。家族の干渉や保護を，ある意味では適切な関与として変化・強化していく。両親が取り組むべきことを，食行動や体重増加に焦点化し，背後にある家族病理はテーマにしない（しかし実際起きうることは，システムの変化と一時停止，もしくは夫婦同盟の強化であったりする）。児童青年期であることから，健康に関する治療的な判断は原則両親が行う。患者の判断や考え方は，病気によりゆがんでいるという前提に立つわけである。ここで，患者自身と病気とを切り離すことが必要になる。摂食障害という病気が患者そのものを覆い尽くし，本来の長所や性格を病気が利用して，病的な行動・言動に駆り立てている，と理解する。以下に，

本法を家族に提示する際の原則を示す。

(1)親はわが子の回復に重要な力を発揮する。(2)摂食障害は甘く見てはいけないことを理解する。(3)親が戦う相手は子供自身ではなく病気である。(4)これは親の責任ではない。(5)親として愛情と能力を発揮できるような工夫を身につける。(6)家族全体が力を合わせる。(7)セラピストは上司ではなく相談役である。こうした原則に立ち，ちょっとした変化や改善を肯定的に評価していくわけである。

3．エビデンスについて

FBTに関する研究結果について概観してみたい。最も強力なエビデンスは，1988年にラッセル（Russell, G.F.）らが発表した結果である[10]。専門病棟を退院したばかりの21名の拒食症患者（平均年齢16.6歳）を対象に支持的精神療法とFBTを無作為割り付けして比較した。1年後の改善率はFBTが90％であったのに対して，個人療法は18％と有意差を認めた。その後の経過観察結果で，5年後もFBTでは改善を維持していた[1]。もう1つの比較研究は，モーズレーアプローチと精神力動的な支持的セッションを家族とともに行う治療とを比較したもので，それぞれのグループは18名と19名が割り付けられた[11]。両群とも有効性に差はないものの，Body Mass IndexはFBTで有意に改善していた。しかし両群ともに再入院患者が多かったことは，注意すべき点である。これら2つの研究からは，家族を巻き込むことが有効性を生みだすのか，食行動や体重に焦点を当てる方法に意味があるのか，議論の余地がある。

このほかさまざまなFBT方式による有効性の違いも検討されている。たとえば，治療期間がshort-term群とlong-term群で改善率の違いは認めないが，重度強迫を伴うケースや，今まで未介入の家族ではlong-term法がより有効であるという報告がある[7]。別の研究では，40名の拒食症家族をConjoint Family Therapy（CFT，家族と患者がともにセッ

ションに参加）と Separated Family Therapy（SFT，家族のみ別のセッションを持つ）に無作為割り付けし，栄養状態と心理状態はともに有意改善を示したという[5]。転帰改善率も両者は同等であったが，母親が高い批判を示した患者では SFT の効果が優れており，どちらかというと症状の改善は SFT が，心理的評価では CFT の改善が優れていた。また，21名の思春期拒食症患者に，4 カ月の FBT と家族心理教育のみの治療を比較したものがある[2]。有意な体重改善は両者で同等に認め，理想体重の 75～77 ％であったものが治療後は 91～96 ％へ改善し，Family Assessment Measure も有意に改善したという。この結果から，家族心理教育だけでも有用性は十分かもしれない，という指摘も成り立つ。

　以上から，FBT は総じて 60～85 ％の改善率を示しているものの，その有用性は少数の思春期患者（最近専門病棟を退院した）のデータに準拠しており，通常の外来における有効性には疑問が残る。両親・患者を別に対象とした場合と，家族全員同時に施行した場合があり，それぞれの優位性は明らかではない。通常の家族心理教育と FBT 併用とを比較検討した結果で有意差が見られないことは，かえって適切な心理教育の有効性を際立たせる。この領域で認知行動療法を推奨している大家フェアバーン（Fairburn, C.）は，摂食障害の治療に家族を含める意味よりも，食行動や体重を焦点化するアプローチに有効性の根拠がある，とまで示唆している[3]。いずれにせよ，更なる展開と議論が必要ではある。

4．FBT の実際

　ここでは実際の治療構造とセッションの内容を，実際のやり取りを引用しながら解説したい[8]。当たり前のことであるがジョイニングが必須であり，かつ重要なポイントでもある。どんな精神心理療法であれ，ジョイニングの腕を磨くことは限りなく大切である。

1）早期発見と動機付け

　最初のセッションでは，摂食障害についての教育的な情報提供を通して，「今すぐ行動を起こす」ことを両親に強く勧める。その際，病気の危険信号と症状を丁寧に説明し，発症に至る様子について具体例を通して理解してもらう。患者の行動が病気によるもので決して猶予のならない事態であることを理解すること，この問題を解決するには両親の一致団結した関与が絶対に必要なこと，などの説明を通して治療への動機付けを強力に促進する。FBT はあくまで選択肢の１つであり，ほかの原則に立つ専門家を探す可能性にも付言する。

　次に，「力を合わせる」必要性について，以下の原則を通して説明する。「病気が本人を覆い隠す」という事態について，患者のもともとの良い特徴を「病気」が利用していること，患者の抵抗や反抗は「病気」が患者をのっとっているために起こしていること，それがゆえに「病気」の患者に判断や選択を任していては，回復が遠のくことについて十分話し合う。これは，「親は子供の回復に重要な力を発揮する」ことを動機付ける意味もある。先に述べたが，この時期の摂食障害は後に大きな身体への障害を残すことを，重ねて強調する。「何を相手に戦っていますか？」という点も，必ず挙がってくるテーマである。外在化である。「これは親の責任ではありません」という原則から，家族のすでにもっている力を引き出していく。だからこそ，「効果的なかかわり方を身につける必要」があり，「家族全体で一致すること」が絶対に必要となる。もし家族の中でちょっとしたずれがあれば，いかようにも病気はそこに付け込むことを例示する。さらに「治療者は相談役であり上司ではない」ので，家の中でやれることを原則的に家族たちで考えていく。

　「なぜ？」に時と労力を無駄にしないことも，１つのセッションをかけて話し合う。摂食障害の原因についてはさまざまなことが既述されており，犯人捜しにとらわれて結局病気は一向に良くならないことも起こりうる。生物学，精神分析的な説明，家族内の問題，思春期の自立のテーマ，ハリ

ウッドなどのメディアが原因，小さいときのトラウマ，などが例示される。場合に応じて，いずれの要因も多かれ少なかれ関与はしている（ちなみに，本法は重度アダルトチャイルドには適応がない）。

2）摂食障害の理解

ここでは，心理教育的なセッションが展開される。摂食障害の表に現れる数々の症状や問題と，その裏に潜む複雑さを知ることを目的とする。たとえば，「患者さんの頭の中をのぞいてみましょう」というテーマで，やせ願望や肥満恐怖，身体イメージのゆがみについて実例を通して解説する。こうした認知のゆがみがあるゆえに，病気の論争（どうしてこんなことをしているのか）は徒労に終わる。そのときに役に立つのが，病気と子供とを分けて捉えることである。患者の示す抵抗は，自分の防衛や親への拒否ではないこと，あくまで病気がのっとってしまっていると理解する。本来の子供は変わらず残っており，その子に対して愛情と共感を持ち続ける。摂食障害独特の見方を理解（敵を理解）すれば，それに対するうまい対抗策もみつけられるかもしれない。例を挙げると，「食べることを拒むことこそうまくやり遂げられる唯一のことになる（完ぺき主義の理解）」，「食事と体型のコントロールが自立を表現する手段になっている（健全な制御へ変化できること）」，「家族は敵，食べることを強制するから（病気にとっての敵）」，家族はこうしたジレンマをよく理解していることを伝え，「でも子供を救うために行う支援を決して止めることはできない！」と継続して愛情を持ちつつ一致して伝える。これが重要な点である。関係性の視点をもってすれば，夫婦同盟の強化や世代間分離が必然として要請されている。

3）食行動と体重への焦点化と協働

再確認されることは，摂食障害の理解と患者への愛情・献身である。これを基盤に具体的にどう対処していくかは，個別のケースに応じる。共通

表2 家族の足並みがそろっているか？

・両親の意見が一致していない
・一方の親が否定したことに，病気が乗じる
・一方の親がやることを，不十分と指摘
・一方の親の態度を，一方が批判的に指摘
・一方が厳しく，もう一方がそれを緩和する
・子供を巻き込む三者関係ができてしまう
・一方が実行的で，もう一方は挫折的な場合
・かわるがわる摂食障害に味方する

するテーマとしては，乱れた食事を変えるために最低限必要なこと，常に子供の力になれるような体制づくり，規則的な食事パターンを確立するためのスケジュール，食事量を増やす工夫（食べ物の選択肢を広げる，食材の工夫，場所や時間），過剰な運動を制限する，体重測定の中止，パージングを防ぐ（危険な状況や時間帯に誰かが必ずいて，一緒に安らげる行動をする），などである。

　実際の応対に関する助言としては，家族の不安や患者への期待は直接はっきりと伝える，家族の過剰な不安はためらいを増す，まずは実行可能な食事の管理から始める，行動が変わるには時間がかかる，といったことが挙げられる。患者に対応するときは，あいまいな言い方や過剰な期待を避け，できたことをほめ，できなかったときの対処も可能な限り決めておく。それを決めるのは両親の話し合いであり，それを説得するのも両親が共同して行う。目に見える変化は微々たるものかもしれないが，その積み重ねこそが大切であり，不安やためらいがあるときは患者には示さず場をはずし，セッションの中でテーマにしていく。この時期に，メディアの影響を制限することも必要になる。

　家族が変化の責任を担うことに，家族の中で一致しないことがある（表2）。そもそも病気について両親の意見が一致していない場合，片親が否定したことに病気が乗じる。「子供は病気ではない」「これは内科的なものだ」という意見が力を増し，結局病気は進行する。両親で時間を取って，

今の状態の吟味と様子観察のタイムリミットを設定する話し合いを持つ必要がある。両親の意見が摂食障害に関しては一致していたとしても，一方の親がやることを片方が不十分と指摘したら，病気はその隙間に入り込む。父親がもっと食べさせるべきだと指摘すると，患者は母親に加勢してもらい，「これが嫌いなことを知っているでしょ！」と懇願する。結果として両親はお互いに戦ってしまう。決して患者の前で言い争わないことが必要になる。片方の親の態度を一方が批判したり，一方が厳しく片方がそれを緩和するような場合，子供を巻き込む三者関係ができてしまう。ここでは一旦，両親の意見やスタイルの違いを棚上げする必要がある。食事や体重に関しては，両親は徹底的に一致した態度と意見を継続する必要がある。これもすべて，病気が両親の関係に目を向けさせる「罠」だからである。両親がかわるがわる病気の味方につき，片方の親に反対する筋書きが繰り返されることもある。子供の前で最初に必要な働きかけをした親のやり方にまずは同調し，相互の妥協は両親間の話し合いの場で行う。ある程度改善してきた段階に起こる分裂は，片親が体重増加に心配になり，努力している親に批判的になることである。子供に覆いかぶさっている病気が，何とかして回復にブレーキをかけている状況であり，片親はそれに同調して「もう十分かも，このくらいで良いのでは」と納得してしまう。どうやって親の関与を減らしていくか，共同戦線を張る必要がある。一方の親が実行的で，片方は挫折的もしくは消極的だとしたら，片親のみに負担がかかってしまう。物理的に夫が妻の行動を肩代わりできないとしても，精神的に同調と支援をし，言葉や態度で妻を100％支持していることを伝えるようにする。

　こうした家族の団結と協働があって，支援的役割が遂行される。いずれも「病気」に対する家族としての対処であり，徹底的に患者と病気を切り離すストーリーに準拠する。結果として起きる変化は，見る立場からは再養育であったり，同胞葛藤の解決であったり，夫婦間コミュニケーション

表3　FBTの基本的原則

- 親は重要な資源であり回復への力を身につけられる
- 支援的な専門家との協働
- 家族全員の協調と一致団結
- 外在化（子供を責めない，自分を責めない，病気と闘う）
- 目の前の問題に専念する
- 食事や体重で言い争わない，でも一貫して継続する管理
- 変化は徐々に少しずつ起きる
- 家族自身が余裕を持てること……家族は患者にとって重要な希望であること

の改善であったり，父親の原家族システムへの参入であったりする。そこで引き出される工夫は，問題解決技法や解決指向アプローチなどに導かれた，行動的認知的変化の積み重ねでもある。その基盤に医学疾病モデルによる，適切な栄養的生理的知識の裏付けや身体的機能回復の過程がある。

4）基本原則の再確認

モーズレーアプローチの基本的原則を，再度表3にまとめておく。実行可能性に基づいて，まずは過剰な期待を避ける，患者の気持ちに共感しつつも対応は妥協しない，周囲からの支援を受け続ける，といったことを含め，心理教育の原則と近い。専門家が病理を解消する，といったあり方ではなく，家族が問題に対処する可能性が増えていく，という文脈は，エンパワーメントそのものといえる。

5）セッションの実際

ここで，実際のセッションの内容を一部成書[10]からの引用をまじえつつ紹介する。

Cは15歳の高校生で，1年前よりダイエットを始める。はじめは，もっと健康になろうというブームに乗った動機で食事の管理を始め，次第にやせが進行し，もっとやせれば自分が高まると思って，やせがエスカレートしたと述べている。きっかけとして受験の合格（進学校）があり，その

後目標喪失し，クラブなどに打ち込めない状況にある。父親は会計士，母親は不動産関係の仕事で共働き，兄は2歳年上で優秀なバスケットの選手である。まずは両親が家族面接に同時参加する。仕事を休んでここまで来てくれたことをねぎらいつつ，そこまでせざるを得なくなった状況と，両親が愛情を注いでいること，とても心配していることに共感する。両親の社会的な立場にも，理解と共感を示す。

〈初回面接〉

主に母親から患者の生活や状況が語られる。「女子高で，ダイエットやスタイルの話題が多すぎる。健康的だと自分で思える食品や食事しか食べない。野菜，きのこやこんにゃくなど，水分もお茶類，ときどき豆乳は飲むくらいで，炭水化物を毛嫌いしている。当初体調はよさそうで，元気に学校に行っていたが，はたから見ているとつらそうなところも多い。毎朝，毎夕体重計にのる」。一方，父親は心配しているが母親に任せてしまっていると自ら語る。

Cの人柄について，父親から語ってもらう。「好きなことはバドミントン，アニメの絵を描くこと，音楽，飼い猫である。もともとユーモアのセンスがあり，打ち解けるとおちゃめなところがある。基本的にはやや内向的で，おとなしい性格，頑固でまじめでもある」。

母親は，「親は仕事のため，食事は一緒にとらないことも多かった。これまで，頑張り屋で手のかからないいい子，高校になってなんだか何をやっても乗り気がしない，思っていた高校生活と違うとは聞いていたが，ここまで徹底的にダイエットするとは考えていなかった」と語る。さらに困っていることとして，「ほとんど毎日雑誌やインターネットを見る。鏡を見ては太ったと感じて，母親に確認を求める。社会生活も参加できていない。友人とは会えないし，会いたくない。メールでのやり取り程度。外食はできない。かろうじて，母親と買い物に行く。食べ物や体型のことを注意しても聞かないし，すぐに席をはずす」と，立て続けに母親から発言がある。こうした状況に，「口出ししにくいような，気づかなかった，気づ

けなかった」と父親は述べている。

　このセッションで，母親は「どちらかというと彼女とぶつかるのを避けたい気持ちがある」，一方父親は「何とかもっと食べさせたいという気持ちが強い」ことも明らかになった。しかし実際は母親が熱心に食事のことを勧めるが，Cが拒絶して受けつけず，母親とはけんかのようになってしまう。それを見ている父親は，「もういいよ」という気持ちになるという矛盾が示された。両親は同じ方向に向いており，摂食障害についての理解も得たいのだが，矛盾した考えや遠慮し合っている面が気づかれる。

　「ここでは，まずこの病気についていくつか理解していただきたいことがあります。この病を決して甘く見てはいけない理由です。これを聴いたあとで，決してのんびりとしていられない気持ちになるかもしれません。そしてこの病気を治すためには，おふたりの協力が絶対必要だ，ということもあとでお話しします」。このあとで，いくつかの教育的セッションを行い，症状，経過，疫学，合併症などが根拠をもって示される。

　これらが動機付け，協働への強化付けになる。「でも一体どうしたら良いでしょう」「一体何をどうやったら良いでしょう」という質問が出る。「おそらくそれは皆さん方が最もご存知で，皆さんでなければわからないことが多いのです。もちろん我々も専門家として相談に乗ったり，協力します。そのうえで，まずは皆さんがお宅で，何ができそうか，どこから変えられそうか，話し合っていただきたいのです。どうやったらもっとCさんに食べさせられるか，次回までに考えてきてください」。

〈3回目面接〉

　この日のテーマとして，FBTアプローチの原則をまず確認する。そのうえで，「家でどうやってみたか，何ができなかったか」，状況を聞く。実際の食事のやり取りから，病気の考えや特徴の現れについて，理解を深めていく。この事態が，彼女自身のもともとのよさや長所を，病気が利用してのっとっていると説明する。「そうですね，たしかに彼女のもともとのまじめさや，譲らないところが，そのままやせることに関して一番現れて

います」と父親が述べる。「今争っているのは，病気でありCではない，と思いたいのですが，難しい」「そうですね。とてもそれには工夫が要りますね。それだけ病気のパワーが強いのです。ですからそれ以上におふたりはタッグを組まなくてはいけません。私たちもそうですね」というフィードバックを行う。ここでは，外在化の工夫をいくつか話し合い，「とにかく考えつくあらゆることの中で，できることから少しずつやっていくこと」が提案された。

〈5回目面接〉

Cとのかかわりの中で，ふとゆっくり話し合う時間ができた。「同級生で急に体重が増えた子がいた。生理は中学から順調だったが，現在4カ月以上ない。これは心配」「やせて皆から羨まれた。次第に，体調の変化や気分のイライラが強まり，学校に行きたくなくなる。一日中，体重が増えたか，便が出るか，体が健康か，にとらわれている。一方で，食べてはいけないと思いつつ，食欲を感じるとイライラする」といった，実はC自身が苦しんでいる気持ちが母親だけでなく，父親にもはじめて語られた。

兄はバスケットの有能な選手，成績もよい。部活動で，遅くまで練習していて，もともと仲のいい兄妹。今は彼女のほうが，彼を敬遠している。無視したり，いやみを言ったり，あえて顔を合わせない。両親の懸命な説得で，彼も彼女のケアに協力している。その説得には，両親がともに当たったという。このことに対しては最大限の肯定的賞賛が示された。Cが食事に関してうまくできたときのフィードバックについて，約束事がうまくいかなかったときの対処について，2人で話し合っておくことが指示された。

〈7回目面接〉

両親の工夫したことが，いくつか話される。「うまく食べなかったときに，母親がイライラし始めた。それがわかったので，ちょっとこの辺にしておこう。少し場をはずそう」という父親の対応が示された。そのとき母は「自分でも結構つらくて，わかってくれてよかった。あのままだったら，

けんかになってしまった」という感謝の言葉が述べられた。「お母さんのイライラがタイミングよくつかめましたね。どのようにしてつかめたのですか？」という質問から，「自分が逆の立場でも，同じように感じますから」「お互いに，役割を交代してかかわっていけることが大切」という対処が見出された。食べなかったときの対応について，まずは両親の間での考え方を一致させておくことも話し合われた。「かかわるときは，お互い一緒に，かわるがわるやってみる」「どちらかがイライラしたら，場を変えたり小休止する」「食事を彼女と一緒に摂ることを，全員で心がける」など，これまでうまくいった方法が確認され，それを続けている両親に肯定的評価が伝えられた。

〈10回目面接〉

かなりうまくかかわれている半面，遅い進歩への不安がテーマになった。具体的な食べ方や時間，量などを，栄養指導や本などを参考に親も勉強して決めたという。それを彼女に説得する粘り強さを持ち続けることこそが，一番大変なこととして示された。また，「病気なのかわがままなのか，これまであんないい子がどうして」という考えが，母親はなかなかぬぐいきれないと告白された。父親も「過剰にやせてきていたのにどうして気がつかなかったのか，体重にこだわっていることの異常さ，かたくなさ」など，病気とわかっていても症状と行動の区別がつけられなくなる瞬間が呈示される。「このことは，どんな親御さんにとっても繰り返し湧いてくる考えで，それをここで話せることがとても重要であり，彼女の前でそうした不安や苛立ちを示さずにいられることを，支持します」という肯定的なフィードバックがなされた。今までうまく行った外在化の工夫について，そういう不安への対処について，もう一度引き出されていった。雑草をひとつひとつ抜くような作業であること，でも抜かないでいると次々生えてきてしまうこと，などが例として示された。

そのほかそれぞれの面接で出てきた質疑のテーマは，病気の合併症の心

配，リミットセッティング，兄妹のかかわり方，ストレスを和らげる方法，体重を維持することや増やすことの難しさ，食事の量や種類が適切かどうかを親が責任を持つこと，ほめることと目をつぶること，洋服や化粧品の買い物についてなどである。これらについて，問題解決法や解決指向アプローチ，時にリハーサルなども取り入れつつセッションが進んでいく。テーマに応じて，チームの専門家が教育的関与を行う。並行して，個人療法による患者の支持や認知行動的アプローチも併用していく場合がある。また，「自分たちの健康にも十分留意すること」も治療者より強調される。両親が，今しばらくは最大の資源かつ役割を担うからである。

5．まとめ

　構造派による家族療法とFBTは，一読すると異なるものだが，実際の臨床現場では同じ事態が起きており，別の立つ位置からかかわっているだけかもしれない。拠って立つ視点は違えども，効果的な変化はエンパワーメントとコラボレーションで引き出されるといってよいだろう。本邦における家族心理教育のマスターセラピストである後藤は，「心理教育は総合格闘技である」と例えているが（私信），有用なものを何でも使うという立場に筆者も同感である。この柔軟さゆえ，FBTや家族教室，複合家族を問わず，心理教育が複雑な病態である摂食障害を支援する1つの柱になるのだろう。今後はFBTのような児童思春期例を対象にした方法，慢性化や長期化したケースへのアプローチ，嗜癖例や気晴らし食い障害に焦点化した方法など，多様な摂食障害の病態にマッチした方法が模索されるべきであろう。また，現行の医療保健制度下の外来や入院で対応できない面を補完するアプローチとして，認知行動療法やデイケアとの併用も考慮されたい。加えて本章のテーマでもある，適切なエビデンスを蓄積することの重要性にも言及して筆をおきたい。

＊本論の内容は，第24回日本家族研究・家族療法学会，プレコングレスワークショップ「家族心理教育」にてデモンストレーションした内容に基づき，「最新精神医学」にまとめた総説[12]を加筆訂正したものである．

■文献

1) Eisler, I., Dare, C., Russell, G.F.M. et al.：Family and individual therapy in anorexia nervosa：a 5-year follow-up. Arch. Gen. Psychiatry, 54；1025, 1997.
2) Eisler, I., Dare, C., Hodes, M. et al.：Family therapy for adolescent anorexia nervosa: the results of a controlled comparison of two family interventions. J. Child Psychol. Psychiatry, 41；727-736, 2000.
3) Fairburn, C.：Evidence-based treatment of anorexia nervosa. Int. J. Eat. Disord., 37；S 26-30, 2005.
4) 後藤雅博編著：摂食障害の家族心理教育．金剛出版，東京，2000．
5) Geist, R., Heinmaa, M., Stephens, D. et al.：Comparison of family therapy and family group psychoeducation in adolescents with anorexia nervosa. Can. J. Psychiatry, 45；173, 2000.
6) 伊藤順一郎：家族で支える摂食障害―原因探しよりも回復の工夫を．保健同人社，東京，2005．
7) Lock, J., Agras, W.S., Bryson, S. et al.：Comparison of short- and long-term family therapy for adolescent anorexia nervosa. Journal of the American Academy of Child & Adolescent Psychiatry, 44；632-639, 2005.
8) Lock, J., Le Grange, D.：Help Your Teenager Beat an Eating Disorder. Guilford Press, NY, 2005（上原徹，佐藤美奈子訳：家族のための摂食障害ガイドブック．星和書店，東京，2006．）
9) Minuchin, S., Rosman, B.L., Baker, L.：Psychosomatic Families：Anorexia Nervosa in Context. Harverd University Press, Cambrigde, 1978.
10) Russell, G.F., Szmukler, G.I., Dare, C. et al.：An evaluation of family therapy in anorexia nervosa and bulimia nervosa. Arch. Gen. Psychiatry, 44；1047-1056, 1987.
11) Robin, A.L., Siegel, P.T., Moye, A.W. et al.：A controlled comparison of family versus individual therapy for adolescents with anorexia nervosa. J. Am. Acad. Child Adolesc. Psychiatry, 38；1482, 1999.
12) 上原徹：摂食障害の心理教育―モーズレーアプローチの場合．最新精神医学，11；547-554, 2006．

第3部

ナラティブ心理教育（NBP）

第1章　統合失調症の土曜学校

浅見隆康

1．土曜学校でのアンケート調査から

　精神障害者家族のための家族教室「土曜学校」は平成17年で10年目を迎えた。継続して参加する家族，新規に参加する家族あわせて毎年50から60家族が登録している。どのような思いで，土曜学校に家族は参加しているのであろうか。

　平成17年5月7日に土曜学校に参加する家族を対象にアンケート調査を行った。このアンケートは3つの大項目「精神的に様子がおかしいと思った時に」「精神科で治療を受けていて」「土曜学校に参加して」とそれぞれに8，9，16の小項目から構成されている。

1）精神科の病気と診断された時の心境

　表1に精神科の病気と診断された時の家族の心境を示した。代表的な記載事例とその内容に基づくカテゴリー分類である。精神科の病気と診断された時の家族の心境は，「なぜこうなったんだろう」「一生治らない病気と思い」「何もできず泣いてばかりいた」「相談する場所がわからない」などと精神的にかなり追い詰められた状況にあるようである。一方で，「漠然と抱えていた不安の意味がやっとわかった」「こういう形で自分の大変さを訴えてきたのか」などと，この危急の時を冷静に受け止めようとしている姿もみえる。

2）精神科の病気と診断された時の対応

　表には示していないが，精神科の病気と診断された時に，「いつか立ち

表1 精神科の病気と診断された時の家族の心境

記載事例	カテゴリー
なぜこうなったんだろう，大変なことになった 早く気づいてやれなかった自分を責めた 何が起きたのかわからなかった 自分の接し方が悪かったのだろうか	① 病気の原因
医師の指示に従ってやっていくしかない やっとスタート地点に立ったという気持ち 一生治らない病気と思い，これから生きていけるかと思った	② 対応の仕方
食事がのどを通らなかった 信じがたく気が狂わんばかりだった すべてにがっかりした 何もできずおろおろして，泣いてばかりいた	③ 家族自身の体調
漠然と抱えていた不安の意味がやっとわかった 数年間おかしいと思いつつ過ごしてきたので，「やっぱり」と思った まさか，普通の人は病気にならない 体調がおかしいと思っていたけど，精神的なものだったんだ こういう形でこの子は自分の大変さを親に訴えてきたのかと思った	④ これまでの経過の捉え方
結婚したことを後悔し，夫を責めた 父親は自分の家系ではないといい，妻を責め，近所親戚に隠していた	⑤ 家族関係
友人になんて打ち明けようか いつまで通院しなければならないのだろう 子どもの将来はどうなるのだろう 本人のこと，家族のこと，すべてが心配だった 親も発病するのではないか，他の子どもたちも発病したらどうしようかと悩んだ 相談を受けてくれる機関などがわからず途方に暮れた	⑥ 今後のこと

直ってくれると考えようとした」「何もできない自分が情けなかった」「夫婦，家族で話し合ったが，どうしてよいか全くわからなかった」と何かしたくても何もできないでいる家族もいる。一方で，「自分でできる限りのことはしよう」「子どもの言い分を聞き，望むようにやってみよう」「一生元気で面倒見てあげよう」と家族の中で問題に対処しようとする姿もみられる。「自分が行くと言って病院に連れて行った」「もう病院に入れなければと結論出すまで苦しんだ」と精神科に受診させることに家族は大変な思

いをしている。このような状況を何とかしようと，「いろいろな本を読んだ」「医療機関や行政に手助けしてもらおう」「夫婦間のコミュニケーションを大切にしよう」「自分自身の健康管理に気を使う」と対処している姿もみえる。

3）精神科で治療を受けていた時に家族が困ったこと

表2に精神科で治療を受けていた時に家族が困ったことを示した。この表からは，精神科の病気と診断され，一時的にはかなり混乱した家族も，少しずつ状況を何とかしようと精神科の治療を期待するのであるが，状況が一向に良くならない場合も少なくないことが読み取れる。精神科の治療で重要な位置を占めている薬物療法が，当事者や家族に理解されず，医師に言われるままに服用し，何がなんだかわからずに当事者の対応に追われ，人付き合いもままならず，一体子どもはどうなってしまうのだろうか，自分たちの亡き後は子どもの世話は誰が見てくれるのだろうか，などと家族はいろいろな事柄に苛まれるのである。

家族の知りたい事柄はどういうことなのだろうか，われわれ医療関係者は果たしてそれらの事柄を家族に伝えることができているのだろうか？

2．家族に伝えていく事柄

アンケート調査で示されたように，家族はいろいろな事柄について知りたいと思っているのである。家族がこれらのことを学び，理解できるようになっていけば，われわれが行っていく治療の良き協力者になるだろう。したがって家族教室では，家族の知りたい事柄について，家族や当事者が理解しやすいように伝えていく必要がある。

1）病気の原因

家族の心の準備ができていないうちに，精神的ストレスの脆弱性や対処

表2　精神科で治療を受けていた時に家族が困ったこと

記載事例	カテゴリー
病院に行くのを嫌がる	① 受診
薬を飲んでいても少しも病気が良くならないと本人に言われる 薬の作用や副作用 薬は何のために飲んでいるのかわからない 医師に言われるままだった のどが渇くと水を大量に飲む	② 服用
自分がこういう病気であることを納得しない 病気になったのはお前（家族，親）のせいと責める 統合失調症という病気そのものがわからなかった なぜこのような病気になったかわからない	③ 病気の受け入れ
睡眠不足 恐怖心しかない日々 特に私が目の敵にされ恐ろしかった	④ 家族の体調
落ち着くと言われ，何時間もドライブした わからないことがわからない 本人の年老いた祖父母にも話せなかった 家族への暴力 父親との関係が悪くなった 自分（親）の仕事を続けるか悩んだ 親子でよくけんかをした 自分でできることも親に頼む	⑤ 対応の仕方
スーパーで知っている人に会っても話ができない 友人を家に誘えなくなった 隣近所との付き合いができなくなった 身内の行事（法事など）で大変気を使った 周囲の目が家に向いているようでこわい 1人にさせられなくなった 本人（当事者）が誰からも相手にされなくなった	⑥ 人付き合い
親亡き後はどうなるのだろうか 病気は治るのだろうか 何年薬を飲み続けるのか	⑦ 今後のこと

技能能力の拙劣さ[4]について説明しても家族は理解できない。ここで重要なことは，家族が早く気づくことが難しかったのはなぜか，病気が始まっていく中で当事者はどのようなことに困るのか，具合が悪いということは

どういうことなのか，などについて伝えることである。

　a．病気の始まり

　統合失調症は徐々に始まって[3]，健康な生活を送る上で重要な精神的働きが障害されていき，何がなんだかわからないうちに統合失調症に特有な症状が出現し，そして治療が開始されてしまうので，家族は混乱するのである。なんでもっと早く気づいてあげられなかったのかと家族は自身を責める。医師が治療の進め方や薬物療法などについて，適切な説明を行ったとしても，このような状況では家族には重要な事柄が伝わらないのである。治療が開始されてまもない家族に対しては，統合失調症という病気の始まり方には徐々に始まるという特徴があると繰り返し説明し，気がつかなかったことは止むを得ないと伝えることが大切と思われる。

　b．病気が始まっていく中で当事者の困ること

　病気が始まっていく中で当事者がどのようなことに困るようになるだろうか？　家族も大変な思いをしているが，当事者は家族よりももっと困っているのである。日常生活の異変というかたちで病気が始まり，学校，地域，対人，家庭などのいろいろな場から隔絶されていき，精神的にストレスフルな状況に追い込まれていく。精神的にストレスフルな状況が続くと，精神的過緊張の状態が出現してくる。そのような状況の中で，統合失調症に特有の症状が出現してくるのである。特有な症状の出現により，当事者の精神的不調が家族に理解されることになるので，**表1**に示したように，家族の中には，「やっぱりそうだったか」，「漠然と抱えていた不安の意味がやっとわかった」などと特有な症状の出現に対して，前向きと思われるような捉え方をする人達もいる。たとえて言えば，霧の中にあって何がなんだかわからなかった標的が目の前にはっきりとした姿で見ることができるようになったということになる。標的がはっきりしてくれば，対処もしやすくなるし，不安感も幾分は軽減されるだろう。

　c．具合が悪いということ

　具合が悪いということをどのように捉えておくかということも病気の理

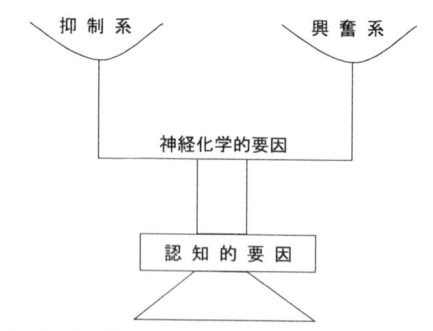

```
     抑制系        興奮系
         \        /
         神経化学的要因
              |
           認知的要因
```

抑制系と興奮系の神経系がバランスのとれた状態になっている。
バランスは神経化学的要因によって維持されるが，認知的要因が
バランスを保つのに重要である。

図1　健康な時の脳の状態

解のために重要な点である。留意することは，わかりやすいイメージとして伝えること，治療の必要性が理解できること，具合の悪いところがあるということは具合の悪くないあるいは良くなっているところがあると受け止めることができること，などである。

①健康な時の脳の状態

図1に健康な時の脳の状態を示す。抑制系と興奮系の神経系がバランスのとれた状態になっていて，日中は活動し，夜間は睡眠をとるという生活リズムを維持できている。このバランスは神経化学的な要因で保たれているが，この要因に影響を及ぼしているものは，気分を上手に変える，気持ちを切り替える，合理的に考える，などといった認知的要因と説明できるだろう。

②具合の悪い時の脳の状態

抑制系と興奮系の神経系が不均衡になっている状態である。興奮系が著しく強まり，抑制系の働きが弱まっている。したがって治療の進め方は2つの方法があり，1つは強まった興奮系を弱めること，1つは抑制系を強めることである。日常診療の中で，薬物療法にいろいろな治療法を組み合わせていくことの必要性が指摘されているが，このことは抑制系を強める

方法と関係しているように思われる。

③病気の原因

不均衡を病気の本態と捉えて家族に説明すると理解されやすいので，土曜学校では統合失調症のことを，「何らかの原因で不均衡を生じ，徐々に精神的過緊張をきたすようになり，そのために思考，知覚，認知，記憶，気分などの精神機能に不具合が生じている状態」と伝えている。統合失調症の本態は興奮系と抑制系の不均衡によって生じた精神的過緊張であり，幻聴や妄想などの症状ではなく，これらの症状は精神的過緊張のサインと捉えることが妥当ではないかと考えている。ではどうして不均衡が生じるのだろうか？ このことについても説明しておく必要がある。元来から，徐々に形成される，と2つの場合が想定されている[2]。前者については神経発達障害仮説という意見がある。つまり神経細胞の配置や移動の異常の結果，神経ネットワークの形成異常が起こるというもので，土曜学校では図2aのように説明している。統合失調症が，世界中のどこの誰でも起こる病気，とされているので，元来からの異常という説だけでは根拠が弱い。徐々に形成されるという説明には図2bを用いている。日常の診察場面で，相談したいのに遠慮して自分だけで問題を解決しようとしている統合失調症者が少なからずみられるが，まさに図2bで説明できるような姿なのである。著者の拙い臨床経験からは，このような姿は，親の不仲，親の過剰な期待あるいは極め付け，ほめられた経験がないあるいは非常に少ない，親に受け入れられていないという思い，本来の性格などが関係しているようである。このような要因は，どこの家庭でも起こりそうなものであろう。

2）治療の進め方

治療の進め方についても，家族が知りたい事柄の1つである。表2でみられるように，どのように治療は行われ，病気はどのように経過していくのだろうか，薬はどうして必要なのだろうか，いつまで子どもに服用させるのだろうか，自分たち家族はどう関わったらよいのだろうか，などと思

a 〈元来から〉について
神経発達障害仮説
神経細胞の配置や移動の異常の結果，神経ネットワークの形成異常が起こり，これらの異常が不均衡を起こす

健常の場合，
底が広く，深い

不均衡のある場合，
底が狭く，浅い

b 〈徐々に生じる〉について

コップの容量は同じだが，コップに溜まった水への対応がうまくない

⇩

精神的ストレスに適切に対応していない
「相談したいのに遠慮して自分だけで解決しようとする」

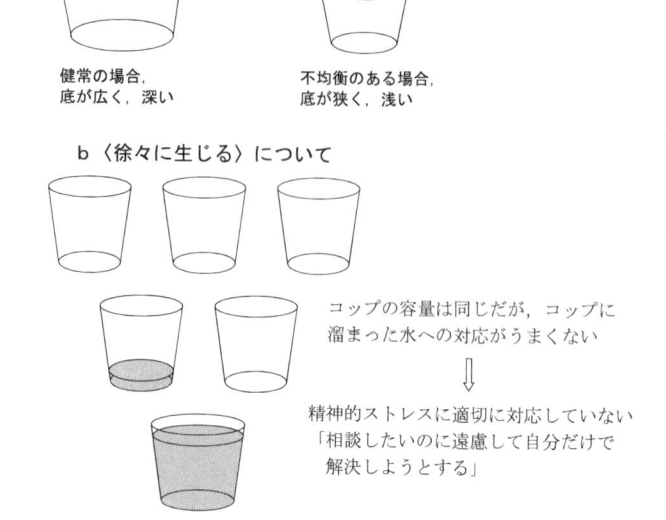

図2　不均衡の生じるイメージ図

い悩んでいる。

a．治療の目標

　具合が悪いということは，先述した通り抑制系と興奮系の神経系が不均衡になっている状態である。そのため思考，知覚，認知，記憶，気分などの精神機能の働き方に不具合が生じている。したがって治療の目標は，これらの諸機能を本来の状態にいかに回復させるか，ということになる。興奮系は著しく強まり，抑制系の働きは弱まっているので，治療の進め方は2つの方法があり，1つは強まった興奮系を弱めること，1つは抑制系を強めることである。

b．薬物療法

土曜学校で出会う家族は，薬物療法の意義を知らない人達が多い。おそらくそれ以外の家族も同様であろう。薬のことについていろいろと主治医に聴きたいが，嫌がられると困るので質問できないと多くの家族がいう。服用の意味が理解できないまま，とにかく子どもに薬を飲ませなくてはと，親は子どもに服用を迫る。このような状況では，適切な治療環境は期待できない。われわれ医療関係者はこのような現実に留意すべきである。薬物療法の意義は興奮系の抑制にある。多くの種類の抗精神病薬があるが，強弱の差こそあれ，ドパミン D_2 受容体遮断作用を有しており，この作用を介して興奮系を弱めるのである。従来は定型抗精神病薬が主に用いられていたが，近年は非定型抗精神病薬が治療薬の中心となっている。認知機能の改善，錐体外路症状が少ない，などの利点によるとされている。抑制系の働きを強める方法は薬物療法では知られていないので，薬物療法以外に別の方法を併用することが必要となる。

c．心理教育

心理教育とは，①精神障害者およびその家族に対して，病気の性質や治療法・対処法など，療養生活に必要な正しい知識や情報を提供する，②このような知識や情報の伝達を行いながら，良好な治療関係，対処技術の向上，肯定的な自己評価，主体的な疾病の受け入れを目指す，などを目標にしている。この病気に対処していく主役は当事者である以上，薬物療法と併用してこのような治療が行われる必要がある[1]。当院でも心理教育を行っているが，その詳細は省略した。

d．治療の経過

このことについても家族が知りたい事柄であり，病気が良くなっていくということの捉え方，どういう治療法が必要か，などについて伝えることが重要となる。図3に土曜学校で家族に伝えている病気回復のイメージ図を示した。つまり病気が良くなっていくのは，単に具合の悪い部分が減るのではなく，健康な部分が増えていくということで，健康な部分を増やす

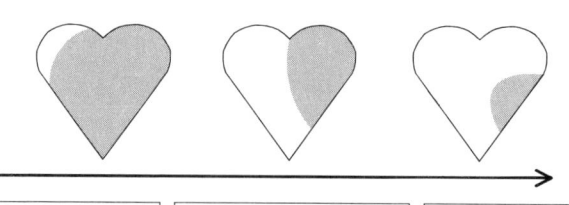

140　第3部　ナラティブ心理教育（NBP）

幻聴，被害妄想，などの精神病症状が出現している。思考は混乱し，感情は不安定で，まったくまとまりのない行動をとる。	幻聴や妄想は目立たないが，人との接し方，気持ちの表し方，などのコミュニケーションで悩んでいる。社会復帰への自信がなかなか持てない。	コミュニケーションの悩みはあるものの，自分を受け入れ，地域で自立した生活ができている。服薬はなくても，安定している。
入院治療 薬物療法 生活療法	入院もしくは通院治療 薬物療法 生活療法，作業療法 デイ・ケア，心理教育 就労や生活支援	通院は不定期 薬物療法（希） ピアサポート

図3　病気回復のイメージ図と治療法

治療が重要なのであると。薬物療法以外にいろいろな治療法を併用することが回復の鍵となるのである。治療のゴールは，自分のいろいろな問題点を受け入れられるようになり，地域で落ち着いた生活ができることで，このような状態になるために治療を行っていくのであると当事者や家族に説明すると当事者も家族も治療に前向きになっていくことが多い。

3．土曜学校

1）土曜学校に参加して

　家族教室に参加した家族は好ましい方向に変わっていくことが知られている。当事者や家族に対する心理教育の実践が必要である所以である。**表3**に，土曜学校に参加するようになってから，家庭の状況，本人との関係，家族の社会生活面，本人の様子などにどのような変化が見られるようになったかを示した。家庭の状況では，家族全体で子どもを支えていこうとい

表3　参加する前と比較しての変化

記載事例	カテゴリー
家族全員で病気の子どもを支えていこうという連帯感がでた 土曜学校に参加することが気分転換になる 学んだことを夫が私と一緒に実行している 土曜学校に行くことが当たり前になった 本人との対応の仕方について話し合うようになった 夫婦で参加，課題の共有化ができるようになった 子どもの兄弟の思いと親の思いに違いがあることを知った	① 家庭の状況
本人に対する気持ちが明るくなった 本人が一番大変だったということがわかった 病気の子どもに向き合えるようになった 子どもの症状が重いことがわかった 誰でもなる病気と思えるようになった あせる必要はないということ 話し方を相手の様子を見ながら修正できるようになった 早く良くなってくれという気持ちもわいてしまうことがある 自分1人で抱え込まなくていいんだと思えるようになった 家族の"やっかいもの"という思いから考えが変わってきた	② 本人との関係
時々は友人と出かけるようになった 少しずつ仕事に集中できるようになった 同じようなお子さんを抱える友人の相談に乗っている 後ろめたい感じはなくなった 親も楽しく生活しなくてはと思えるようになった 職場でもコミュニケーションを大切にするようになった 子どもの病気を人に話せるようになった 先のことは深く考えすぎず，よく身体を動かし，よく眠ることに心がけたい	③ 社会生活面
デイケアに参加できるようになった 親が土曜学校に参加することを喜ぶようになった 表情が明るくなってきた 土曜学校のことを知りたがっている 上手に病気と付き合っていこうとしている 本人も勉強し，理解するようになってきた	④ 本人の様子

う連帯感が出て，子どもとの対応の仕方を話し合うことができるようになり，病気の子どもに対する他の子どもたちの思いと親の思いとの間に違いがあることを知ることができるようになったりしている。本人との関係で

は，家族の"やっかいもの"という思いから，本人が一番大変だったんだという考えに変わり，病気の子どもに向き合えるようになり，自分ひとりで抱え込まなくていいんだと思えるようになり，話し方を相手の様子を見ながら修正できるようになる。家族の社会生活面では，後ろめたい感じはなくなり，子どもの病気を人に話せるようになり，時々は友人と遊びに出かけることができるようになる。親も楽しく生活しなくてはと思えるようになり，職場でのコミュニケーションを大切にするようになる。先のことは深く考えすぎず，よく身体を動かし，よく眠ることに心がけることが大切と思えるようになる。本人の様子では，当初親が土曜学校に行くことを気にしているが，徐々に親が土曜学校に参加することを喜ぶようになる。表情が明るくなったり，自分から病気の勉強をし，理解するようになったり，上手に病気と付き合っていこうと思えるようになる当事者もいる。今回のアンケート調査を実施するまで，このような家族の変化をあまり認識できていなかったが，土曜学校が家族や当事者に役立っていることが改めて実感できた。

2）土曜学校で取り組んできたこと

平成7年6月に「服薬指導の会」を始めることになった。詳細は省略するが，統合失調症の入院患者に服薬指導を行うためのスタッフ勉強会であり，1年間の勉強会の後に家族にもこのような情報を提供したらどうだろうかとスタッフ間で話がまとまり，平成8年6月に土曜学校がスタートした。内容は，講義だけでは家族が理解できないであろうと考え，家族同士が話し合う場としてグループディスカッションも取り入れた。土曜日にしたのは，スタッフや家族が参加しやすいこと，時間が取りやすいこと，参加する家族がいなくなるまで続ける（特に終わりを意識していなかった），などの理由による。講義は，当初は知識としてのそれが中心で，たとえば「精神障害はどうして起きるか」「薬の作用と副作用」などであったが，病気の理解，対処法，家族の役割などがイメージできるように工夫し，精神

障害が起こった時に家族はどんなことに困るのか，どう対応したらいいのか，治療はどのように行われるのか，などの内容に変更した。事例を通して，当院薬剤師，PSW，看護師，作業療法士，臨床心理士，栄養士なども講義を行い，それぞれの役割を伝え，多職種によるチーム医療が行われていることも紹介した。地域における支援について，保健師，社会復帰施設スタッフなどの講義も行い，社会資源を適切に利用できるようにした。家族の体験発表を行い，家族間の連携を深めた。当事者に協力してもらい，その体験発表を通して，病気の身内に対して理解が深まるように意図した。グループディスカッションで取り組んできたことは，当初は参加者全員による質問と応答のスタイルで行われ，3期目からグループセッションを用いるようになった。家族が対処の仕方を工夫できるように，SST スタッフによる，「上手にほめる」「問題解決」を繰り返し行った。いろいろな家族が体験を語り，その体験を聴き，身内の病気の理解を深め，回復していくために家族がどのような役割を担っているか，考えられるように配慮した。講義とグループセッションの内容がリンクしているように心がけ，たとえば講義「ケースワーカーの仕事」では，「現在の福祉制度，わからない点，知りたい点，困る点」「これからの福祉制度，変わってほしい点，希望する点」などのテーマでグループセッションを行い，講義が知識の習得のみに終わらないように意図した。

3）土曜学校の意義

土曜学校の意義をスタッフの立場で捉えてみると，ボランティアとして参加しており治療者であることを強く意識しないで済むこと，診療外の時間なので気持ちにゆとりが持てること，いろいろな家族が参加しているので，他の家族の力を借りて問題の解決を図ることができること，家族が変わっていく姿がみられ，スタッフ自身の診療技術の向上に繋がっていくこと，精神保健医療福祉に関する機関の職員も参加しており，情報交換や連携ができやすいこと，などであろうか。家族の立場では，いろいろな悩み

を気軽に語ることができること，他の家族も大変な思いをしていることを知ること，家族が変わっていくことにより当事者も変わっていき，当事者の病状が好転していくこと，などであろうか．群馬県では，当院を含めて未だ2カ所しかこのような家族教室は行われていないが，いろいろな場所で家族心理教育が提供できるようになることを期待したい．

■文献
1) 後藤雅博：日本における家族心理教育．精神経誌，105；243-247，2003．
2) 岡崎裕士：精神分裂病の予防対策は可能か．脳と精神の医学，8；151-162，1997．
3) 諏訪望：最新精神医学．南江堂，東京，1980．
4) 臺弘：誰が風を見たか．星和書店，東京，1994．

第2章　患者や家族が腑に落ちるモデル
― 神経症性障害における「ストレスの器モデル」について ―

黒崎成男

1．はじめに

　神経症性障害の心理教育において「ストレスの器」というモデルを用いて患者・家族に説明し好評を得ているので，ここに紹介する。患者・家族が治療に対して肯定的に取り組む情報・知識を提供することは，心理教育において重要な役割を占める。患者・家族が「腑に落ちやすい」モデルの1つとして参考にしていただければ幸いである。

2．「ストレスの器モデル」について

　まず，ストレスの器モデルが出来上がったプロセスについて説明する。モデルの深い理解のためにまずご一読いただきたい。
　もともとは，筆者がある不安障害の患者さんから疾患について2つの質問を受けた際，苦し紛れに思いついた回答から始まったものである。患者さんの質問とは「今まで同じ生活をしていたはずだったのですが，何故今になってこんな病気になったのでしょうか」「今と同じ生活をしている限りは，一生薬は飲み続けなくてはならないでしょうか」というものだった。
　その問いに対して筆者は「知らず知らずのうちに，少しずつ器の中にストレスを溜め込んでしまい，最近になって器の許容量を超えてしまってストレスが溢れてしまったのではないですかね」「器からストレスが溢れ続けている間は，薬は飲み続けておいた方がいいかもしれませんね。器からストレスが溢れないようにするためには，あなたが普段行っていることの中に実は負担になっていることが隠されているのかもしれないから，その

ようなものはないか確認して，普段から『ガス抜き』を心がける必要があるのかもしれませんね」といった内容の回答を行った。

その場でとっさに思いついた話ではあったが，患者さんは納得され，「なるほど。動悸が起きても，ストレスが器から溢れていてそれを処理しているのだと思えば良いのですね。そんな風に思えれば，今までみたいに頓服薬を飲まずに済むかもしれません」と語られた。患者さんのこの返答に筆者は驚いた。今まで「脳の故障」としてしか捉えていなかった患者さんが「脳が一生懸命ストレスを処理している」という捉え方をすることで，症状に対する関わり方自体も変わってしまったのである。

このような出来事をきっかけに「ストレスの器モデル」を頭の中に思い浮かべるようになった。器の下には「ガス抜き」の蛇口を付け加え，更にある出来事をストレスと受け止めるか否かは，その人がどのような認知を持っているかによって左右されることから，器の上には「フィルター」を置いた。

ストレスを「その人が処理することができず，脳の中に溜め込んでしまっているエネルギー」と考えると，神経症性障害の様々な症状は，脳が緊急にストレスを処理する方法の表現形に過ぎないと考えるようになった。「"その人らしさ"が症状に現われるのだから，DSMのような生物学的研究を考慮に入れた診断基準に当てはめるのは難しいだろう」という実感も，改めて確認できた。

ちょうどこの頃，古典的な神経症的行動は「本人は自らの中にそのような行動を取る欲求（エネルギー）があることに気付いていないこと」と「症状によって，その欲求（エネルギー）が使われていること」の2点が含まれていることを知り，自らのモデルが古典的な神経症的行動を説明する上でも有効ではないかと考えた。

勤務先の看護学校で精神保健の講義を受け持っていたことから，このモデルを用いて神経症をはじめとするストレス関連性疾患について説明したところおおむね好評であったこと，そして何よりも，初診で訪れる不安障

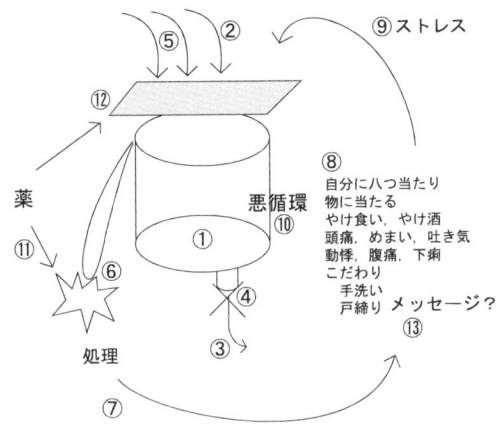

図1 「ストレスの器モデル」の説明例

害や強迫性障害の患者さんにこのモデルを用いると，患者さんが納得され「まずは自分なりに工夫して生活してみます。どうしても薬が必要だと思ったらまた来ます」と初回の面接のみで（数回分の頓服薬を処方することもあるが）改善に向かうケースが増えた経験からも，このモデルは知識の整理のみならず，臨床面においても有効であると考えるようになった。

今回，心理教育の分野においてこのモデルを発表する機会をいただいたが，専門家である読者の方々に改めて有用性をご検討いただければ幸いである。

3．具体的な説明例

図1は患者・家族にモデルを描きながら説明し，最終的に出来上がったものである。症例に応じて一部記載する内容を変更することはあるが，大体このような図になる。番号は図を書く順に対応している。以下，実際の順番どおりに説明を行う。患者・家族に説明する内容とほぼ同じなので，図を描きながら説明を行っている状況を思い浮かべつつ読み進めていただきたい。

① 脳の中に，ストレスを溜めておける器があると仮定します。
② その器に，ストレスを入れておける間は，何も問題は起きません。
③ ストレスを溜めておく一方で，ガス抜きが上手く行われていれば，器にストレスが増えていくこともありません。
④ しかし，何らかの事情でガス抜きができなくなってしまったり，
⑤ 日々のガス抜き以上にストレスが加わるような生活が続くと，器にはストレスが徐々に増えていき，
⑥ ある時，器からストレスが溢れてしまいました。これが発病です。
⑦ 脳は，溢れたストレスを緊急に処理しなければなりません。最も効率よくストレスを解消させる方法は，もし，あなたにストレスを与えている相手がいることがわかっていれば，相手にストレスを返すことですよね。例えば相手を殴るとか，抹殺するとか。でも，それができれば苦労しないわけで，緊急事態であっても別のやり方で処理するわけです。
⑧ ストレスを「エネルギー」と言い換えると，脳は溢れてしまったエネルギーを処理するために，様々な工夫を行います。例えば，人を殴ることができないのであれば，自分を傷つけるとか，物に当たるというやり方もあるでしょうし，やけ酒や，やけ食いをするという方法もあるでしょう。でも，そのようなことをできない，あるいはしたくない人の場合は，「体に症状を起こす」ということで仕方なくエネルギーを処理するかもしれません。頭痛やめまい，吐き気，動悸，腹痛，下痢や便秘，何でもありです。このような形で起きている体の症状は，体そのものを調べてみても何も異常が見つからないことが殆どです。体そのものに問題があるわけではなく，脳の命令で体が悪いように感じさせているからです。でも，ストレスがジャブジャブ溢れていても全く気付かない鈍感な方の場合には，本当に体を悪くすることでしか，脳の悲鳴に気付かない人もいます。そのような方は，体の悪いところを治しても，もぐら叩きのように次々と悪いところが現われてきます。

本当に問題なのは胃や腸ではなく「脳」だからです。でも，そのような方は体の科をあっちこっち回っているだけで，精神科には来ない場合が殆どです。蛇足ですが，最も鈍感な場合は突然死することもあるのです，自分が死ぬまで自分自身の悲鳴に気付けなかったわけですから。その他の症状としては，「わかってはいるけれども考えてしまう」という形でエネルギーを処理する人もいます。考えるだけではなく，実際に手が汚いのでは，鍵を締めたかなと繰り返し確認したくなってしまう人もここに含まれます。

⑨ さて，このような症状をはじめから「ああ，ストレスが溢れているから起きているのだな」と大きく構えていられる人は殆どいません。脳のストレスを処理するための工夫なのですが，その工夫に気付けない方は，脳のストレスを処理するために行っていることを「故障」としか思えませんから，結局その工夫自体がストレスになってしまい，一番はじめにストレスが溢れてしまったきっかけとは関係なく，ストレスを処理するために行っていることそのものがストレスになって……というところをグルグルと回ってしまうだけになるのです。職場がストレスだと思ったので，職場を離れてみてもなかなか症状が良くならない方の場合は，このような悪循環が起きていると考えた方が良いです。

⑩ それでは，どのように治療を行っていくかですが，まず，先程のような悪循環が起きているだろうと思われる人の場合には，理屈抜きで悪循環を止める治療から入ります。具体的には，お酒や過食，確認行動など何かを行うことでストレスを処理することが，結果としてストレスになってしまう人の場合は，その行動を行わせないことです[2]。症状が重い方は，入院して，とにかくやらせないというところから始めなくてはならない人もいます。そこまでではない人の場合は，まず薬による治療から始めます。

　ただし，薬については注意していただく必要があります。「ストレ

スを減らしてくれる薬」というものはありません。薬が行っていることは，脳の働きを鈍くさせることで，ストレスが溢れてしまっていることを「感じなくさせている」だけなのです。脳が緊急事態だと感じないから症状も起きない，という状態ですから，薬を切ってしまえばまた脳は忙しく溢れたストレスを処理し始めようとするでしょう。薬は病気のパターンそのものを治しているのではなく，現れている症状を抑えているのだという点に注意してください。

⑪　その他に，悪循環を解消させる方法として大切なのは，患者さん本人やご家族が，今起きている症状の捉え方を変えていただくことです。今起きている症状が「良くないもの」で「やめよう・やめさせよう」という気持ちが強ければ強いほど，その努力自体がストレスとなり，結局症状を生み出すエネルギーを増やす結果になってしまいます。「不器用なやり方ではあるけれども，脳はこんなやり方でストレスを処理しているのだな」程度に思っている方が，症状が生み出す悪循環を止める方向に進むようです。そもそも，ある出来事をストレスと感じるか否かは，出来事そのものよりも，その出来事をどのように受け止めたか，ということの方が重要なのです。色々な出来事を，いかに上手に受け入れることができるかは，この後説明する予防の話とも繋がってきます。

⑫　さて，悪循環を止めるだけでも，大本のストレスから離れることができている人であれば，この治療だけですべて解決することもあります。しかし，普段から知らず知らずのうちにストレスを溜め込んでしまった結果として病気になられた人が殆どですから，悪循環を断ち切った後には「ストレスが器から溢れない生活を行っていくにはどうしたらいいか」という「予防法」について考えていく必要があります。図を見てもらえばわかるように，そのためには「ストレスが器に入ってこないようにすること」と「上手なガス抜きを行うこと」が必要です。先程も言いましたが，今置かれている環境から離れることができない

のだとすれば,「出来事」そのものが変わることはあまり期待できません。その場合は,出来事の受け止め方を変えるか,ガス抜きを行うかのいずれかしかありません。「上司から叱られた」という出来事を,「自分は期待されているから叱ってくれたのだな」と受け止める人と,「あいつは俺のことを恨んでいるに違いない」と受け止める人では,器に入るストレスの量は違いますね。出来事をどのように受け止めるかに「正解」はありませんから,本人が一番楽な気持ちでいられる受け止め方ができるよう,様々な視点から出来事を眺めてみる工夫をしてもらうことが大切です。今日の説明で,今までは症状に対して「得体の知れないことが起きている」と思っていたことが,「脳がストレスを処理しているのだ」と思えるようになったのだとしたら,それだけでも大きな変化が生じているのだと思います。この「フィルター」に働きかける薬としては,SSRIといううつ病に使う薬があります。辛い出来事に対しても「まあいいや」という気持ちを起こしやすくすると言われており,はじめの「悪循環を断ち切る」目的でも多く使われています。

⑬ 次にガス抜きです。どんなことでも,とりあえず「楽だ・気持ちいい」と思えることであれば,色々と試してみるのも良いでしょう[3]。でも,できることなら効率の良いガス抜きを行いたいですよね。実は,効率の良いガス抜きのためのヒントは,症状そのものに隠されていることが多いのです。そもそも症状自体,脳が効率良くストレスを処理するための工夫だったわけですから,それを上手く利用するに越したことはないでしょう。例えば「動悸」という形で溢れたストレスを処理しようとする傾向のある人は,もともとスポーツが大好きで得意だったにもかかわらず,仕事や受験でガス抜きができなくなってしまった結果として症状が起きることが多いです。「もっと心臓を動かしてくれ!」という形でメッセージを伝えているわけですが,その意図を汲み取れず,逆に「心臓がおかしくなってしまったから,運動など怖

くてできない」と捉えてしまい悪循環にはまってしまうのです。このように，症状は，その人の中で「採用してもらえていない」側の自分が「もっと俺を使ってくれ！　俺がいることにも気付いてくれ！」と必死になってあなたに訴えかけているという捉え方もできるのです。ただし，そのような自分を探していく作業は，思いも寄らなかった自分のドロドロとした側面と向き合わなければならなくなるなど，苦しみを伴う場合もありますから，希望があれば治療の中で担当医と一緒に考えていくことにしましょう。とにかく，どんな方法であっても，器からストレスが溢れないようになればいいわけですから，色々な工夫を行いつつ，症状と関わっていきましょう。

4．補　足

1）このモデルにおける薬物療法の位置づけについて

このモデルの中での薬物は「脳の働きを鈍くすることでストレスが器から溢れていることを感じさせない働き」と「認知を変えることによって出来事をストレスと結びつけさせない働き」の2点であるという説明を行っている。一般的に神経症性障害の治療薬としては minor tranquilizer, 三環系抗うつ薬，SSRI が用いられている。筆者は minor tranquilizer（ベンゾジアゼピン系など）は前者，三環系抗うつ薬（clomipramine など），SSRI は後者の役割が強いと考えている。異論はあるかとは思うが，初診の時点で薬物についてこのような説明を行うと，薬物に対する幻想は薄れ，薬物依存傾向になる患者は確実に減少する。なお，筆者は薬物治療のみで治癒に至るのは，もともとの本人の性格傾向とはあまり関係なく，心的負荷のかかるイベントが短期間に立て続けに生じた結果として発症したいわゆる心因反応に近いケースか，悪循環のみが続き，大本のストレスとなる状況からはすでに離れてしまっているケースのいずれかであろうと考えている。患者の病歴を聴取し，これら2つのケースであると判断した

場合には，モデルの説明は行わず，「薬で良くなる」ということを伝え，処方を行うのみで初診を済ませる場合もある。

2）行動療法的アプローチについて

　筆者は強迫性障害や摂食障害，アルコール依存症といったいわゆる嗜癖行動に対する行動療法的アプローチが有効なのは以下の3点においてであると考えている。
① 行動を取らせないことによって，行動が新たなストレスを生み出す悪循環を断ち切る。
② 行動を取らせないことによって，患者自らの中の「本当に行いたいこと」に偶然気付き（偶発的な洞察体験が生じ），行動そのものが変容する。
③ 行動を取らせてもらえないという不条理さから患者が退行を起こし，周囲に直接的な方法でガス抜きを行うことで，ストレスを早期に処理させる。

　ストレスが器から溢れている状態において，患者は「何とも言えない違和感・不快感」に苛まれていることが多い。患者がその違和感・不快感を早期に解消させるための方法として様々な嗜癖行動を取る。つまり「○○したい」から行っているのではなく，「○○することで，嫌な感じが早く無くなってくれる」ので仕方なく行っている場合が殆どなのである。違和感・不快感は，患者の前意識にとどまる「声にならない声」であり，その感覚に適した言葉が与えられることによって「ああ，そうだったのか」という洞察体験によって「本当に行いたいこと」に気付き，行動そのものも変容するということをフォーカシングという心理療法の一分野では早期に発見していた[1]。また，その違和感・不快感自体を何とかしようとせず「あるがままに」受け入れるという森田療法の姿勢もこの点に通じるのだろう。行動制限には違和感・不快感と向き合う機会を増やすことで違和感・不快感との関係性を改善させ，あわよくば洞察体験を生み出すという

意味でも効果は絶大である。ただし，その違和感・不快感と患者が向き合える程度のハードルからスタートしなければ意味はない。患者からのフィードバックを大切に扱った質の良い行動療法は②の効果を生み出し，マニュアルを基に機械的に行われる行動療法は③の効果を生み出す。そしてこのような治療が行われている施設の大抵が，患者が直接的にストレスを解消する行動を取れたことを評価するどころか，その行動を否定し，欲求を再抑圧させるという，マッチポンプ的な対応を取り続けるのである。

3）精神分析的解釈について

このモデルで用いられている「ガス抜き」とは，精神分析用語では「昇華」と呼ばれる防衛機制に当てはまる。器が溢れたときに生じる様々な症状の大半は「置き換え」や「反動形成」の範疇に入るだろう。しかし，人に対して意見を「吐き出せない」ことによって吐き気という症状を呈する患者に，「吐き出したい気持ちがあるのかもしれないね」という解釈はあまり効果を生み出さない。その解釈を患者が心から実感するためには「吐き気を充分に味わう」必要があるからである。初診の段階で身体症状そのものと向き合うことのできる患者は少ない。治療者側の姿勢としては「たとえ根本的な欲求に気付けなくても，器からストレスがこぼれない生活が送れれば，それで充分だ」程度の雰囲気で関わり，本人から希望が語られるまでは，解釈を行うことで根本的な欲求を意識化させようと試みるよりは「あなたには何となくカラオケや，車の中といった場所で大声を出すことがガス抜きには良いような気がするなぁ」というように，患者にとって効果的なガス抜きになるであろうと思われる対処行動をさりげなく勧める程度が無難であると思われる。

5．おわりに

神経症性障害，ストレス関連性疾患に対して「ストレスの器モデル」を

用いた心理教育についての説明を行った。単極性うつ病性障害,双極性障害については「自然治癒力を持った自動車モデル」を用いて説明を加えた論文を以前発表している[4]。こちらについても参考にしていただければ幸いである。

■文献
1) ユージン T. ジェンドリン (村山正治,都留春夫他訳):フォーカシング. 福村出版, 東京, p 20-70, 1982.
2) 神田橋條治:精神療法面接のコツ. 岩崎学術出版社, 東京, p 235-238, 1990.
3) 神田橋條治:精神科養生のコツ. 岩崎学術出版社, 東京, 1999.
4) 黒崎成男, 上原徹:心理教育―患者・家族が「腑に落ちる」モデルを提供する―. 精神科臨床サービス, 5;191-195, 2005.

第3章　摂食障害の複合心理教育

鈴木廣子

1．はじめに

　摂食障害は，様々な治療的アプローチを並行しつつ，また，ある程度の治療期間を必要とする疾患といえる。その治療期間に医療費以外に要する費用（主なものを挙げると，食べ物：食べる内容にこだわりが強く，量も非常に多い，下剤の乱用，アルコール乱用，喫煙，その他の買い物等）も他の疾患より驚くほど多額になる傾向がある。多くの治療者が，1つの治療方法ではまかないきれなくなる体験をするし，当然，摂食障害当事者とその家族もあらゆる面で負担が大きい。今回は，有効な治療的アプローチの1つとして，心理教育（家族教室），特に当事者である患者本人が参加型の複合心理教育（家族教室）を紹介し，筆者なりにその特徴をまとめてみようと思う。

2．従来の心理教育と複合心理教育の違いは

　心理教育が日本に導入されてきた歴史を見ると，いわゆる「統合失調症」を中心とした精神障害者家族のための「心理教育」が主流として発展してきたので，欧米では当事者も参加するのが大部分であるが，日本では家族教室形態が主で，日本独特の心理教育的家族援助と言える[2]。そのような経緯で浸透してきた「心理教育」の中で，次第に家族が参加する「心理教育」に当事者たちが関心を示し，自然にそして単発的に参加していきながら，現在は欧米型の「心理教育」に近づきつつあるかもしれない。摂食障害の心理教育・家族教室も当然ながら初めは，家族を対象に始まった

場合が多かったと思われる。筆者もやはり，摂食障害の家族を対象に最初の家族教室を始めた。最初の家族教室で，最後の会に当事者が参加してくれたが，彼女が自発的に参加してくれたものであった。その後に，家族教室に参加している家族のそれぞれの当事者たちから希望が出て，「自助グループ」が始まった。そして，その「自助グループ」も，心理教育的な内容でまとめていたので，家族のための家族教室と当事者のための自助グループが合体することもとても自然だったように思う。と言うより，家族のための家族教室に当事者が家族と共に参加することが徐々に増えていった。このような傾向は，「不登校の家族教室」を行った場合にも全く同じで，当事者が家族と参加することが多かった。通常の家族教室と比較すると，「不登校」の当事者はより若い思春期の子どもたちが中心であり，家族も若いことから，家族と当事者と同伴での出席が多いように思う。摂食障害でも，やはり同様に思春期の若い患者が多く，家族も若いことから，家族同伴での出席に抵抗が少なく，むしろ積極的に参加する傾向があるとも考えられる。また，「摂食障害」という疾患が，主に食べ物をめぐる問題が表面化しやすいため，他の疾患より家族との軋轢，葛藤，トラブルが多いこともあって，参加する意欲が旺盛になるとも考えられる。

　また，従来の心理教育と複合心理教育を比較すると，大きな進行上の違いはない[1]が，明らかに違うのはその雰囲気であろうか。従来の心理教育は会話もゆっくりとしていて，家族や当事者の変化も緩やかな印象があり，複合心理教育は会話のテンポが速く，活発で積極的で，良い意味でお互いに刺激し合い，家族や当事者の変化も大きいように思われる。

3．複合心理教育で生じること

　複合心理教育で家族と当事者が参加するときには，家族だけの家族教室とはかなり雰囲気が異なる。筆者が経験した複合家族教室は，参加家族全員が家族と当事者一緒に参加する場合と，その時々で家族と当事者が参加

する場合とあり，割合としては後者のほうが多かった．複合家族教室では，通常の家族内で見られる親子のコミュニケーションの方向性が，家族教室では明らかに変化する．具体的には，摂食障害では，親子の究極のテーマ「食行動」で衝突するのは当然であるが，2パターンに分かれると思う．1つのパターンは，親が当事者に遠慮して（食行動に対して口を出して，当事者が大暴れや自傷行為，そして食行動がさらにエスカレートすることを経験した場合），見てみぬふりをして何も言わない，すると当事者もそれを充分に感じて，罪悪感，自己嫌悪感を強くして家族に隠れるようにして食べるようになるものである．もう1つは，家族と当事者が食行動をめぐり衝突しているパターンである．この2つのパターンは全く異なるような印象があるが本質的には変わりなく，この2つのパターンは繰り返されている．注目すべきは，摂食障害の複合心理教育では，家族で直接的には話し合えない食行動のテーマを，同じ体験のある人たちの前でお互いが話すことができる点である．しかもいつもの家族内での会話から目線が変わり，視野も変わり，家族と当事者がお互いに顔を突き合わせることなく，他の参加者たちに向けて話ができる．その参加者たちはとても熱心に，そして何よりも興味を持って話を聴いてくれる人たちである．家族の話も当事者の話も実に公平，平等な態度で聴いてくれるのである．充分に話をすることで，かなりの満足度を家族および当事者が共に得るように思われる．

　次に複合心理教育に当事者が出席すると，家族教室に色々なことが生じてくる．参加家族の1人が問題を提起すると，まず，家族の方々が発言するが，それをじっと聴いている当事者は積極的には発言することは少なくて，リーダーが意見を求めると，実に絶妙な話，体験談，意見を言ってくれるのである．参加家族の方々はそれを聴くことで，一気に摂食障害当事者の心理やその対応に理解が進むことを筆者は何度も体験させてもらった．3つの例を紹介してみる．

1）Aさんの場合

　参加家族から、「娘が初めてバイトしているが、何も食べないで出かけて、具合が悪くなるし、心配だから、『朝だけでも食べて行ったら』と声を掛けたら、朝から過食して吐いて出かけるようになってしまった。どうしたらいいだろうか？」という問題が出された。他の家族たちからは、「毎日、おにぎりを3個持たせて行かせていた。最近も3個食べないで帰って来るときがあったよ」、「朝、うちは食べない。お腹が膨れて苦しいと言って帰って来る」など出された。ちょうど、バイトしているAさんが参加していたので、リーダー役である筆者が、「Aさんはどうしているの？食べて行くんですか？」と尋ねると、Aさんは、「朝食、食べます。食べないと体動かない。食べないとその反動でその後でガーッと食べるから」と話してくれたので、筆者が「Aさんはそれをどこで気がついたのでしょうか？」と質問すると、Aさんは、「最初は朝も食べないで、帰って来て食べて、どこかで体を壊して、アーッと痙攣起こすくらいまでになって、ぎりぎりまでそうやってわかった。一生懸命に食事をコントロールすることで、自分で食べないように頑張って、どんどん痩せていく自分に安心する。でも、体動かないから。親も『食べたほうがいいよ』と言うけど、全く耳に入っていなかった」と話すと、参加家族が、「何か言っても受け付けないんだね、自分がそうやって気がつくまでは」と呟くと、Aさんは、「頭がダイエットの頭になっているから」と答えた。問題を提起した参加家族は、「悩んでいたが、Aさんのお陰ですごく希望がわいてきました。長く時間をかけて自分で見つけてきたバイトなので、『バイトしたい』とずっと言ってきたけれど、親から『こういう仕事がいいんじゃないの』と言うと絶対拒否される。じっと待ってから自分で出かけて見つけてきたバイトなので。今のAさんの話を聞いて、仕事がつづくように協力していきたい」。他の家族も、「最近、気がついたけど、気になったら本人に言ってみるもんだなと、本人は怒り出すけれどね。いつも遠慮していた。触らないようにして。最近は言うようにしているし、部屋にも『入るな』と張り

紙していても用事があるときに入るようにしています。これからもどんどん言うようにします」と話した。最後にAさんは、「同じような人がいるのは本とかで読んで知っていたけど、いくら痩せてもまだ太いと思っていて、結局、痩せて何になるのかなと思う。自分の体を徹底的に治してみようと思ったとき、自分をいっぱい助けてくれたお母さんや自分にとって、私自身を大切にすることは他の人に別に迷惑をかけないし。普段、自分が笑っていると家族も普通。自分が機嫌が悪かったりすると、周りに近寄らないでというオーラを出してると思う。こっちもどうしていいかわからないから、家族もどうしていいかわからなくなる。関係が難しくなると思う」と話し、会を締めくくった。

参加家族は、自分の子どもには聞けないことを、参加している当事者Aさんに直接、聞くことができた。Aさんは、自分の体験が参加家族のお母さんたちに直接的に評価を受けて、『自分の体験が役に立つ』という実感を得て、Aさん自身と家族の関係について自分なりの気づきを話すことができたと思う。このように、逆に、自分の親が自分をどのように思っているのかを当事者は他の親の思いの中から聞くことができるのである。安全で優秀な聞き手が熱心に耳を傾ける、守られた環境の中で行われることが重要と思われる。

2）Bさんの場合

参加家族から、「家にある食べ物の他に、それ以上買ってきて本人は食べている。お父さんたちは、『お金がなければ買いに行かないし、行かなければ食べないんじゃないか』と言うんです。そうじゃないと私は思うけれど、お父さんたちには言えない。どのあたりまで、本人にお金をあげていいものなのか？」と問題を出した。他の家族も「食べ物の買い置きができない」、「バイトしてもそのお金を食べ物に使ってしまう」、「お土産を戴いてもいつの間にか食べられている」と同じような発言が出た。その時に参加していた当事者Bさんは、「自分の体型が気になる。少しでも体重が

増えたとかいっぱい食べた翌日はむくんだりするとそれが気になって外出できなくなる。それが困っている」と言いながら，「食べることに関しては食べる日と食べない日を決めて週1～2回食べるけど，前に比べたら良くなってきているので心配してはいない」と話していた。そこで，リーダーの筆者が，「Bさんが食べる日，食べない日を決めて成功しています。Bさんという良い先生がいるのでお話を聴いてみましょう」と提案した。Bさんは，「沢山食べる日は週1回，多ければ2回で，金額は1000円以内と決めてお金は手元に置かない。そして貯金から週1回1000円下ろしてきて，お金がなければほとんど買うのはお菓子で，あとは家にあるパスタとか家で作ると決めている。とにかく，必ず食べる時には1000円と決めている。食べる日を決めて週1～2回になったのは理由があります。何回か続けて吐いていると吐けなくなったり，食べても食べても吐けないから，さらに体重が増えるし，指がすごく痛くなってくるから，毎日続けては駄目だなと思って週1～2回にしました」と説明してくれた。それを受けて，筆者が，「『枠』をどのように設定するかということでしょうか。お金や体力的なことでも必要かもしれません。いずれ，行動の『枠』も必要ですね」と話すと，他の家族たちからは，次々と「うちでは，娘に週いくらと決めて振り込んでいる。ちょっとずつしか振り込んでいない」，「うちでも週いくらと決めてお金を振り込んでから」，「週単位のほうがいいかもしれないよ。買い置きしておけば，明日，出かけなくてもいいからと計算して買ってきても，（娘が）食べてなくなっているからね」，「お金を入れるのは週1回。通帳の中の金額は好きに使ってもいいことにして，そうすれば食べ物に使っているときもあるし，洋服買っているときもある。金額内で収めるようにさせている」と「お金の枠」の話題になった。そうすると，Bさんは，「自分が『枠』を設けるようになったのは，家の財政事情を目の当たりにしたときにこれはまずいんじゃないかなと思ったんです。そのときは結構，ハンバーガー屋に行くのが続いたときで，外で食べ物を買うことが多くなって，大半が私が食べていた分のお金だったので，家の食費

に響いていることに気がついて，それで考えたのです」と説明してくれた。Bさんのお母さんが，「私が病気で入院して，家のことを一切娘にやってもらった時期があって，家計簿を全部つけてお金の出し入れをしてくれたんです」と付け加えてくれた。さらにBさんは，「バイトしたとき給料をもらって，その中でやりくりをしていこうと思って，大体，服にどれくらい，本やCDにどれくらいと決めて使っていくうちに，食べるよりも本やCDとかが欲しくなって，食べていると買えないから我慢しようと思って，そうしたら過食が良くなってきた」と話してくれた。他の家族からは，「家計のことはどのあたりで気がついたの？　周りから言われたとかかな？」と質問されると，Bさんは，「周りから言われると自分の中ではね返しちゃうところがあって，食べることに関しては周りの意見は余り聞かなかった。財政悪化がすごくショックで，高校のときも服にお金をかけてたから，バイトだけで足りなくて親に出してもらったことを思い出して，それからものすごく考えてしまって，何かがきっかけになる」と答えてくれた。それを聞いた他の家族は，「その何かだよね，うちの子はきっかけを探しているのかな。そんな気がしてみたりして」と笑った。

　次の話題に移ったときに，ある家族が，「我慢させると過食が増えるのではないか。どうすることがいいのか？」と問題を出した。リーダーの筆者が，「我慢するという言葉が出ましたが，『挑戦する』として，挑戦してみてどうかとするのはどうですか？」とふってみると，その家族は，「Bさんからヒント得たしね。自分で決めたことは挑戦できるけど，こっちが言うのはできない。自分で決めるように設定してあげればいいんですよね。こうしたんだけどねって言って，問題提起しちゃおうかなと思いました」と話して，他の家族が，「我慢と挑戦は違うものね。意味もニュアンスも全然違う」と感想を言うと，その家族は，笑いながら「挑戦してみます」と話した。最後の感想で，Bさんは，「『枠』を決めてやっているというので，自分が何気なくやっていることが，いいんじゃないと言われてびっくりして。気がつかないうちにいろんなことに気がついて，自分でやって，

自分で治す方向になっているんだなと思った」と話してくれた。他の家族たちは，「今日はBさんの話を聞いて，Bさんから希望をもらって，新たに色々なことが聞けてよかった」，「治っていくのは年単位とはわかっているけど，正直言って焦った状態の自分が出てきて，今日はBさんに救われたなと思います。思い切り，娘に出すのではなく，自然に出せるように，それをやれる自分を今日は作れたなと感じました。今日はBさんから『挑戦する』勇気をもらったという確信があります」，「この場に来て，話を聞くと参考になり助かります。何となくすぐに治ることばかり期待して，そればかりでいました。何となく疲れていたけど，皆さんの話を聞いてまた1カ月頑張ってきます」という感想があった。

　家族内で同じように問題が出されたときに，親と子は直線的に対峙し，対立し，ついには衝突してしまい，問題意識をもっても，結果的には，お互いに挫折感，無力感，罪悪感をもってしまい，悪循環を形成してしまうことも多い。しかし，複合心理教育では，親子が1つとなり，他の家族たちの前で問題について話すことで，他の家族からとても熱心にそして真剣に話に耳を傾けられ，しかも，支持と共感と評価が直接に返ってくると，親子に連帯感と安心感が生じることになると思う。特に当事者が得る他者からの評価，支持，共感は，貴重な体験となると思われる。摂食障害患者は，今現在の自己を受け入れ難く，自己嫌悪感，自責感，罪悪感からくる抑うつ気分が強い。特に食行動に関しては，この傾向がもっとも強く現れるので，Bさんのように，その食行動で自分がやっていることが，他の家族たちから真剣に傾聴され，そして心からの評価，支持，共感を受けて，自分がやっていることを「良かったこと」と実感することは，大きな収穫になるだろうし，それは親子が評価されていることにもなり，親子の中で，連帯感，安心感を共有することで，関係性が変化することになると思われる。参加家族にとっても，直接当事者がわかりやすく実際の体験を話すことで，多くの貴重な情報やヒントを得て，真の心理教育的効果が出るように感じられる。摂食障害の行動は，正直言って，家族には理解し難い，受

け入れ難い，対処に苦慮するものであるため，教育セッションをこのように当事者から受けられるようなことになると，その効果は実に大きなものになる。

通常の心理教育・家族教室では，グループワークで，一家族から出された問題への対処・対応を参加家族と話し合うことが行われるが，複合心理教育では，一家族から問題が出されると，当事者が自らの体験を話すことが多いので，とても役立ち，実践的な対応策があっという間に提案されることが多いという特徴がある。そして，当事者から逆に問題提起されると，他の当事者も積極的に，そして，他の家族たちも積極的に発言することが多いように感じられる。

3）Cさんの場合

複合心理教育では，参加していない当事者にも，通常の心理教育よりも間接的な影響を与えるように思われる。それは，参加した家族が，当事者たちの発言を家庭に帰ってから話題にするからだと思われる。それほど，他の家族の当事者たちの発言，意見に注目していることであり，具体的に当事者から，「今日はどんな話が出たの？」と毎回聞かれる家族もあった。また，家族も自分の子どもに役立ちそうなことがあれば，当事者に話すように自然になっていく傾向がある。その結果，参加したことのない当事者Cさんから，「お母さんたちは娘さんが摂食障害になってデメリットばかりだったと思うけど，メリットを他のお母さんたちから聞きたい」との質問を家族に託してきたのだった。他の家族は何の躊躇もなく話し始めた。「摂食障害が特別なことと思っていたけど，うちの娘がなって特別なことではない。いくらか人の痛みも自分自身が感じとれるようになったのではないかと思う。今までは自分だけ我慢すればいいと思っていたが，それは違うことがわかったし，娘を理解できるようになったと思う」，「娘5歳で父親が交通事故で亡くなり，小学生の頃から親に気を遣って余り言わない子だった。それが摂食障害になって，『こんなに苦しいの。お父さんがい

なくて、助けて欲しいの』と言って、私にいっぱいぶつかって、私も苦しかったけど、そういうことが言い合えてよかったと思っている。小さい頃からあの子は我慢してきたと思う。でもそれだけのせいじゃないとわかって、バトルはあっても何でも言える親子になった」、「優しい子だったからずっと我慢してきたんだな。病気になって一緒にいたり、付き合ったりすることができてよかったかな。子どもと一緒にいられるのがよかったかな」などと話してくれた。他の家族たちは、特に驚くことなく発言し始めたので、そのことが筆者を驚かせた。家族がそこまで言えるようになっていたことをＣさんの質問で筆者が知ることになった。複合心理教育では、参加していない当事者が参加している当事者たちの発言や意見にとても関心を持っていることがわかる。結局、参加していない当事者にも複合心理教育は大きな影響を与えることがわかると思う。

4．複合心理教育でのちょっとしたコツは

　複合心理教育で、その会を進めていく上で、ちょっとした「コツ」があるとすれば、参加者のそれぞれの「考え」ではなく、むしろ、「思い」や「感情」に焦点をあてることではないかと思っている。家族のみで進められる心理教育では、当事者への現実的な対処方法について話し合われたり、家族としての様々な心の有様が検討されることが多いように思う。複合心理教育では、当事者への対処が話し合われるというよりも、家族が、そして当事者がどのような「思い」「感情」でいるのか、そして、お互いをどのように感じているのかが語られることが多いように思われる。そこで共有される「思い」「感情」に参加家族と当事者がお互いに涙し、喜び合い、励まし合い、共感するようになると思う。

　次に、先に述べたように、問題が家族および当事者たちから出やすく、参加者全員から問題が出てくるので、リーダー役、コリーダー役が時間内に、参加者から出された問題を話せるように、出された問題の共通点を見

出したり，グループワークの流れの中に他の問題を組み込んだりして，問題にはそれなりに触れるようにする工夫が必要である。参加者たちの満足感を大切にすることが重要である。

　また，筆者が行っている複合心理教育は，全員の主治医が筆者であるのが1つの特徴である。そのため，複合心理教育でリーダー役となる場合に，参加家族の状況が把握されている利点がある。問題提起された場合，グループセッションを進行するのに，どのように，どの家族にふれればよいのか，ある程度，見当をつけることが可能であることが多い。参加家族の現在の状態，状況の把握がある程度なされていることが「コツ」の1つだと思われる。主治医が異なる場合には，主治医との連携，情報交換が必要であろうし，準備が必要であろうと思われる。

　さらには，やはり基本が重要で，複合心理教育でも，会の始まりには，変化を見つけるための「良かったこと探し」と会の終わりの「感想」を充分に話してもらうことが，その複合心理教育の雰囲気を作り上げていくように思われる。「良かったこと探し」で出てくる変化は，参加者全員の喜びになり，感想は次の会までの「意欲」に繋がると思う。

5．まとめ

　「摂食障害は年単位の病気です。焦らずゆっくり治しましょう」と筆者はこれまで多くの摂食障害の患者さんとその家族たちに話をしてきた。しかし，摂食障害の症状は，変化が激しく，身体面，精神面，経済的問題，様々な問題行動などが現実であり[3]，治療者が「焦らず，ゆっくりと」と言うことは簡単であるが，本当はそのような言葉が無縁のような回復困難な道のりであると思う。この変化の激しい，起伏に富んだ険しい回復への道のりを歩むには，当事者とその家族にとって，仲間，そして熱心な支援者が必要であると思う。その仲間と熱心な支援者に出会う1つの場が，摂食障害の複合心理教育ではないかと思っている。

■文献

1) 後藤雅博:総論効果的な家族教室のために.後藤雅博編:家族教室のすすめ方—心理教育的アプローチによる家族援助の実際.金剛出版,東京,1998.
2) 大島巌,後藤雅博,伊藤順一郎ほか:地域における家族支援プログラム—保健所などの全国実態把握とモデル事業の試み.ぜんかれん保健福祉研究所モノグラム No. 17,全国精神障害者家族会連合会精神障害者社会復帰促進センター,1997.
3) 上原徹:「食」にとらわれたプリンセス—摂食障害をめぐる物語.星和書店,東京,2004.

第4章 認知症家族への心理教育

松本一生

1. はじめに

　統合失調症を生きる人と家族を支援するアプローチとして活用され始めた心理教育[1]は，その実証的な効果が明らかになるにつれて適用範囲を広め，現在では認知症をはじめとする高齢者領域でも頻繁に活用されるようになっている[2]。筆者も自らの診療所で認知症を対象に心理教育アプローチを実践してきた。昨今では認知症の本人が積極的に自らの心を語り，世間の注目を集めるようになり，高齢社会においても認知症のケアにおいて家族支援の必要性が声高に叫ばれるようになったのである。本稿では筆者がこれまでに実施したプログラムから，認知症の初期の人と家族を対象とした「単家族への心理教育」と，認知症が中等度になったために昼夜が逆転するようなBPSD（Behavioral Psychological Symptoms of Dementia：認知症による精神・行動障害）の激しい症状が表面化したケースを対象とした複合家族への集会形式のプログラムを通して，心理教育のポイントを探った。

2. 初期認知症高齢者と家族への心理教育

　これまであまり語られることがなかった初期認知症の人と介護する家族に対する心理教育が本人の不安を軽減し，介護者への暴力行為を減らす効果を検証した。初期の血管性認知症のため筆者のクリニックを受診した全例が本人と妻の2人暮らしで，本人の長谷川式簡易認知症スケール改訂版（HDS-R）は17点から19点である。心理教育について説明しインフォ

ームドコンセントを得たうえで，夫婦同席面接の「単家族への心理教育」を実施した。

　面接時の質問内容としては，平成5年4月から10年10月までに受診した夫婦23組に対して，筆者が月1回夫婦同席で診察および面接した際，a）この1カ月の気分は100点満点で何点か，b）自分の病気についてどのように思うか，c）これからの闘病についてどのように思うか，の3点を気分評価として質問したのちに心理教育を施行した。心理教育の情報提供として，(1)認知症の原因，(2)進行のしかた，(3)薬の飲み方，(4)認知症の症状，(5)症状への対応策，(6)進行を防ぐポイント，の順に各回に分けて情報提供を行い，その後30分にわたり夫婦が自由に感情表出できる時間（共感および感情表出の時間）を設定した。認知症になって「できなくなること」ではなく，認知症であったとしても本人に「できること」に重点を置く説明をおこなった。

　23組の夫婦に対する総面接回数は心理教育施行前に計129回，施行後は計117回に及んだ。100点を満点とした本人の気分評価は，心理教育施行前には平均37点であったが，施行後には49点に上昇した。面接時の本人の発言内容は「妻から叱責されて不安になった」との発言が13回から7回に，「自分の症状が情けなくなった」が10回から3回に，「この先どうすれば良いかわからない」が3回から1回に，それぞれ減少した。闘病については「自分の病気が少しわかり，戸惑うことが減った」との発言が0回から5回に増えた。

　筆者はこれまで痴呆を介護する家族が本人の精神症状によって追い詰められ，当初は前向きであったにもかかわらず，介護のつらさに耐えかねて加害者になる例を「善意ある介護者からの虐待[3]，善意の加害者」として，心理教育アプローチによる支援を続けてきた。一方では認知症の本人が不安になると，介護者の何気ない言葉から不穏になり，介護者に対する暴力が出ることがあるが，そのような場合にも心理教育の効果が期待できると考えたのである。心理教育施行前129回の面接で不穏になった本人から妻

への暴力が11回あったのに対して，施行後は2回に減っていた．

〔事例：A氏〕

　A氏（72歳），初診時HDS-R：18点，アルツハイマー型認知症の疑い．介護者は妻（73歳）である．2人の子供（娘と息子）は独立してそれぞれ電車で1時間半程度かかる県外に住んでいる．市民病院の神経内科を1年前に受診したことがあり，「軽い脳萎縮」を指摘されたが放置していた．妻がいくら受診を勧めても，本人が「自分は病気ではない」と言い張ってきた．筆者のクリニックを受診する3カ月ほど前，旧友と同窓会で何年ぶりかに再会し，意気投合して自宅に招いた．妻はここぞとばかりに旧友に夫の物忘れの激しさを訴えた．時に訪れてくる子供にいくら説明しても「そんなにひどいことはない」と一蹴してしまわれるため，妻には自分の経験を訴えるチャンスはこの機会しかないと考えたのだろう．旧友も本人と深い話をしてゆくにつれて「少し応対がおかしい」ことに気づいたため，A氏の妻に協力することにした．

　その後，旧友は月2回程度，定期的にA氏の自宅を訪れて妻とともに受診を勧めた．妻は強力な味方ができたことで気が楽になったのか，これまでの控え気味の発言ではなく，あからさまに夫の間違いを指摘し，叱咤激励するようになった．受診の1カ月ほど前の午後8時ごろ，A氏が突然妻に向かって「もう生きていても何の意味も無い」と怒り，「自分を病気あつかいにして，おまえとあいつ（旧友）は性的関係にあるだろう！」と言い，妻を殴るようになった．慌てた妻が地域の保健センターに相談し，病院精神科を受診するように勧められ，家族一同が本人を無理に受診させたところ，A氏は「ここは精神科じゃないか!!」と声を荒げて激しく拒否し，帰宅後にはかえって妻への暴力が増えてしまった．そのため筆者が非常勤で認知症相談を受けている社会福祉協議会を窓口として，A氏の納得を得るため全般的な健康相談の形をとりながら，夫婦同席面接での心理教育を導入した．前回のような拒絶があった後の心理教育導入では本人

の懐疑心が強いため、初回面接では本人と十分に時間をかけて傾聴を中心とした面接をおこなった。当初はかたくなな態度を示していた本人も、1時間ほどの対話の中で「自分がいかに不安でつらく、妻に裏切られているか」を話すようになり、筆者も「ご夫婦で一緒に私の話を聞いてもらい、病的な物忘れである認知症についておふたりに知識を持ってもらいたい。それによってもし奥さんの心配が杞憂であれば良いし、もしAさんに少し物忘れがあるとしても、ご自身でそれに対する知識があれば、皆で協力しあいながら闘病ができる」と誘った。A氏はその提案を受け入れ、「何よりも私に物忘れがあると言われて責められるのは心外だし、本当のところは自分も皆にそう言われると心細い。ついカッとして妻をたたいたこともある。それに専門家と一緒に妻と話せば妻も私がしっかりしているとわかってくれるから」と語った。その後月1度の心理教育を何度かおこなったが、妻とともにA氏自身も疾病への理解を深めることができた。現在では妻と旧友への妄想は消え、「少しでも物忘れを止められるのなら」と自分から進んで薬物療法にも取り組んでいる。平成16年11月の受診の時点でも「より一層の物忘れが進んだ」と言いつつ日常生活ができており、最近のHDS-Rは16点である。

　認知症の介護場面では病状が軽度であることがむしろ障害となって周囲からの援助が得られず、孤立した例が多くみられる。「本人には何もできない」と周囲の人が誤解すると、その後のアプローチが極めて難しくなる。本人のみならず家族全体を視野に入れて「この先」を考える相談の形でアプローチすることが大切なのである。

　適切に心理教育アプローチが導入できると、本人が段階的に認知症という疾患を知ることで不安が減るあたりから、「物忘れ」と責められる恐怖におびえて苛立っていた、かつての自分ではなく、むしろ疾患を知ることから「今後、症状を進めないために自分が何をすべきか」前向きに考えるようになることが多い。

　一方、妻にとって介護している夫への叱責には、以下のような心理的な

メカニズムが働いている。即ち、妻の立場から初期認知症の夫を見た場合、症状が軽ければ軽いほど本人の障害を否認する気持ちが働くため、認知症ではないかのごとくケアしてしまう。ところが突然出てくる認知症の症状は介護する妻の不安感を増幅し、その不安を打ち消すかのように叱咤激励が繰り返される。それが本人にフィードバックし、時には暴力が妻に向かい、そのことでまた妻の不安と叱責が強くなるという悪循環が繰り返されたと考えられる。

介護者の立場からも、心理教育で妻が不安について1人悩まず、皆と理解を深めることで対応や意見を共有することができれば、悪循環を断ち切ることができるのである。

3．昼夜が逆転する本人の在宅支援

このように初期の心理教育では本人と家族の微妙な心に配慮することが大切であるのに対して、次に紹介するケースのような中等度の場合には、介護において最も家族が疲弊し、在宅介護をあきらめる要因の1つである幻覚・妄想などのBPSDやせん妄を対象にして、心理教育による介護家族への情報提供で家族の不安を軽くして共感の中で支援されていると実感できれば、昼夜逆転している本人の状態さえ安定することがありうるのである。

対象としたのは平成6年4月から10年3月末まで4年間に、当院を受診した血管性認知症の本人と介護家族である。HDS-Rが10点前後の認知症高齢者介護家族が在宅介護をあきらめた180例について理由を調べた。(1)昼夜逆転で介護者が眠れない（93例：51.7％）、(2)暴力や精神運動性興奮がある（34例：18.9％）、(3)排尿や排便の問題がある（21例：11.7％）、(4)性的な行動障害がある（20例：11.1％）、(5)介護者への妄想（12例：5.6％）、と理由は多岐に分かれていた。いずれもこれまで認知症に随伴する精神症状や行動障害と言われてきたもので、認知症の症状が中等

表1 心理教育に参加した家族　第Ⅰ群

	病名	年齢／性別	介護者	HDS-R	諦める訴え*
第1例	AD	79／女性	夫	11	＊
第2例	VD	78／女性	娘	9	＊
第3例	VD（C氏）	76／女性	息子の妻	9	＊＊
第4例	VD（B氏）	73／男性	妻	10	
第5例	脳梗塞	77／男性	妻	22	＊＊

AD：アルツハイマー型認知症，VD：血管性認知症

表2 心理教育に参加せずに介護した家族　第Ⅱ群

	病名	年齢／性別	介護者	HDS-R	諦める訴え*
第6例	AD	79／女	息子の妻	8	＊＊＊
第7例	VD	82／男	娘	9	＊＊＊＊＊
第8例	脳出血	77／男	妻	10	＊＊＊
第9例	AD	84／女	息子の妻	8	＊＊＊
第10例	AD	80／女	娘	10	＊＊＊＊

AD：アルツハイマー型認知症，VD：血管性認知症

度になった場合に見られやすいRPSDが原因であったが，このうち最も在宅介護を困難にする「昼夜逆転」の状況にある家族を対象として心理教育を実施した。

　平成11年4月から12年3月までの1年間に血管性認知症の高齢者（平均年齢80歳，HDS-Rが10点以下8点以上に相当する者）10名とその介護家族を対象に，あらかじめ5回の心理教育プログラムを受けつつ「家族の集い」に参加する家族を第Ⅰ群とし，「家族の集い」のみに参加する家族を第Ⅱ群と分けることを説明し了解を得た。両群の選別は原則的に無作為にすることを伝え，第Ⅱ群が第Ⅰ群に比べて不利になる可能性や人権面にも配慮し，第Ⅱ群が極端に不利益を受けることがないように，看過できない事態には両群の差なく支援することを前もって伝えたうえで，両群

表3　1年後の結果

・在宅介護を続けられないとの発言
　　第Ⅰ群　　6発言／43面接（13.9％）
　　第Ⅱ群　18発言／54面接（33.3％）

5家族ずつが自発的に参加した（**表1，2**）。

　第Ⅰ群への心理教育は月1度，1時間かけて，(1)血管性認知症の病理，(2)認知症による昼夜逆転について，(3)不眠の治療，(4)昼夜逆転への家族の対応，(5)在宅が限界になったときの対応，の順に毎回情報提供し，その後90分は家族同士の共感の時間とした。心理教育の場には診療所の1室を使い，15畳ほどの部屋に5人の介護家族がテーブルを囲んで集い，演者が同席する形で複数家族を対象とした心理教育をおこなった。

　その結果，第Ⅰ群5例において経過を見た1年の間に昼夜逆転のため，「これ以上の在宅介護はできない」と家族から発言があったのは，全43回の面接中4家族から発言された6場面であった。第Ⅱ群では全54回の面接中5家族から18回発言された（**表3**）。

　ここで，同じように心理教育を導入したにもかかわらず，全く異なる結果になった2事例を比較する。

〔事例：B氏〕
　大阪万博の特需景気の際に夫婦で自動車販売会社を起こし，大阪近郊の中小都市に在住するB氏（73歳男性）に認知症の症状が見られはじめたX年，妻と息子の家族は心配して近くの認知症疾患センターを受診した。その当時は程度が軽かったためか，センターでは「ごく初期の血管性認知症」という診断が下されたが，本人は当時まだ会社の経営に携わっていたために継続的な受診の動機に乏しく，不定期になっていた。X＋2年，脱水をきっかけに昼夜逆転が激しくなり，感情易変性に耐えられなくなった妻が再び同センターを受診し，定期的な受診を始めるとともに，当院の心理

教育アプローチを並行しておこなうことになった。当院初診時のHDS-Rは10点であった。

　妻が心理教育プログラムに参加して少しずつ理解が進み，ほかの介護家族とも自由に意見が交わせるようになるとともに不安が軽減された。臨床経過の面でも昼夜逆転がなくなるとB氏自身の身体面にも変化があった。それまで頻繁に起こっていた不整脈が減り，血圧変動が少なくなったのである。

〔事例：C氏〕

　76歳女性のC氏は血管性認知症であり，X年当時のHDS-Rは9点であったが，彼女の場合は介護者である長男の妻が「しっかりと介護しないと，娘たちに何を言われるかわかったものじゃない……」と発言していたのが印象的であった。介護にせきたてられるような思い込みを解き，平静な気持ちで介護してもらうべく心理教育に導入したが，長男の妻にとってC氏は「何があろうとも家で見なければならない人」であった。介護の際にもどうしても自分ががんばることで上手に介護しようという気持ちが先走り，昼夜逆転にもかかわらず奮闘を続けた。X＋2年の冬，C氏が気管支炎を起こして，せん妄とともに昼夜逆転が著しくなった際にも，長男の妻は在宅介護を主張し続けたが，水分コントロールの不備と急激な血圧動揺から出血性脳梗塞を発症してしまった。一命は取り留めたものの全般的な能力が低下した。BPSDは少なくなったが，活動性が極端に低下した結果であり，中核症状としての認知力障害は極度に悪化してHDS-Rは全く答えられなくなった。

　在宅で介護する家族がケアをあきらめる大きな理由の1つである，「介護者自らが眠れない」状況に直面した時にも，家族に適切な情報提供ができれば，本人の「信じられない精神症状や行動障害」に家族が振り回され取り乱すことが少なくなる。その安定感がひいては本人の症状を安定させることにつながり，家族が困惑するために起きる不必要な入院を防ぐこと

ができる．

　認知症によって全く予期しなかった精神・行動面が出ることで，介護者はゆっくりと確実に傷ついて行く．介護者が心理教育によって疾患への理解を進め，介護への共感を自分たち以外の人々と共有していると実感することで「この先を照らす明かり」を手にすることができれば介護の苦難は底なし沼ではなくなるとともに，介護者の安心は結局のところ本人の安定につながるのである．

4．さいごに

　認知症は血管性，変性のいずれも脳の慢性器質性疾患である．どこに器質変化があるか，どの程度なのかによって症状はゆっくりと多様な経過を見せる．ゆえに認知症への心理教育には本人の状態像と介護者の困惑に合わせた細やかなプログラムが求められるのである．初期には本人の不安感や焦燥感に配慮しながらアプローチを進め，幻覚や妄想などの激しいBPSDが出現する中等度には，介護家族の心を支えることが激しい症状の改善につながるのである．

　心理教育はエビデンスに基づくアプローチとして，一定の標準化されたものであることが大切であるが，一方で個別のケースに対して，それぞれの物語に配慮した活用が求められる．全体と個々のバランスを考えた心理教育の適用ができてはじめて，このアプローチが持つ心理療法としての力が発揮されるのである．

■文献
1) 後藤雅博：効果的な家族教室のために．後藤雅博編：家族教室のすすめ方，金剛出版，東京，p.9-26，1998．
2) 松本一生：痴呆老人への家族教室．現代のエスプリ　介護家族という新しい家族（渡辺俊之編），至文堂，東京，p.151-159，2003．
3) 松本一生：在宅介護における痴呆性高齢者への虐待．精神科臨床サービス，4 (4)；485-488，2004．

第4部

EBPとNBPを橋渡す

心理教育のエビデンスとナラティブを
めぐって

上原　徹

1．心理教育研究とEE研究を通じてみえるもの

　EE（Expressed Emotion）研究とは何か？という問いに対しては，臨床や援助の現場でごく当たり前に実感している「家族の対応や気持ちの余裕が，患者さんや当事者の状態に影響を与える」という事実を，科学的な手法を用いて検証する試み，と答えることができるだろう。「家族のかかわり方が変わると，病気の経過や転帰によい影響を与える」わけである。見方を換えれば，「気持ちの伝え方を工夫したり，病気について調べたり，どう対処したらよいか専門家に相談したり」という，問題を抱えた家族がごく当たり前に行う行動の一面に，実証的な光を当てたとも言えないだろうか。当たり前に大事なことだから，当然研究は広がりを見せるし，そうしたEE研究の結果を基にして，よりよい家族への援助法が創出されてきている。その1つが，家族心理教育といえよう。

　家族心理教育にとってEEは理論基盤として切り離せないわけだが，単に学術的側面だけでなく，ごく当たり前の臨床センスを定式化した点において，両者はとてもよく似ていると感じる。心理教育とは何か？について，以前生物学的精神医学の専門家である福田正人氏とのコラボレーションから，「家族や患者が，情報や知識を頭ではわかるが（「知」），受け入れられない，わかるけれど気持ちがついていかない（「情」），その心理を『どう体験しているか』という形で理解する。グループで自分の体験を語り，交流しあう中で，具体的な対処をやってみよう（「意」），という効力感がエンパワーされ，スキルやノウハウを学び，それを行動に結びつける」とい

う一連の過程を指す,と指摘したことがある[4]。知・情・意という大脳の高次機能と関連して,心理教育の基盤を説明したわけである。そういう意味では,認知機能を改善するアプローチといえなくもない。

いずれにせよ,心理教育はしごく当たり前の臨床姿勢であり,問題を解決したい,病気を改善したい,という当事者の気持ちに沿った援助の基本であるともいえよう。基本だからこそ,きちんと行えば他の治療・援助モダリティの基盤となりうるわけだ。ただし,当たり前すぎるがゆえに,専門的技術としてなかなか認められてこなかったのかもしれないのだが。

2. 評価について

効果があるのはわかっている,有効なのも必要なのも当然のことである,しかしその効果なり有効性なりを実証して,やっと専門的技術として認知される。「このようなケースにはどのようなやり方がベターで,こういう場合には少し待ったほうが良い」といった適応と禁忌について検証していくことが,更なる実証を生む。

ここでは,何を,どうやって,どんな方法で,誰が,誰のために,評価するか?という基本に沿って,評価について論じたいと思う。

1) どうして?

なぜ評価が必要か,考えてみたい。私たちは,いったい何を行っているのか? 援助の目的は何なのか? これは,作業仮説ともいい換えられる。行っているアプローチにより,何がどう変化し,変化しないのかを予測するわけである。そうした変化はなぜどうやって起きたか,どこに向かっているか,について確認するために,その基礎となるデータを提供する手段が評価といえよう。こうした変化は,どういう役に立つか,どういう対象に向いているのか,いつまで持続するのか,こうしたことを的確に知るためにも,評価を行う必要がある。そしてわれわれは,「効果があるものは

共有したい，みなに広めたい，ユーザーに説明したい」と考える。時には，行政や管理者，専門外の関係者を説得したり説明する必要もある。このような場合にも評価とその結果は役に立つだろう。

2）何を？

端的にいうと，準拠している仮説に沿った要因を評価する，に尽きると思われる。行おうとしているアプローチの主たる目的はどこにあるか，それに関連しそうな要因には何があるか？ 一般的な評価（evaluation）対象としては，再発，再燃，再入院，症状，などが一義的にあげられる。後の項のアウトカムでも触れるが，EE，家族機能，家族の負担度，社会資源との接近，疾病理解度，情緒状態，対処技法，などの関連要因も評価（assessment）の対象になりうる[7]。

3）どうやって？

エビデンスを蓄積するために，どうやって評価を行うか，どんな手段を選ぶか，評価に関係する要因は？，こうした基礎知識について触れてみたい[1,2]。

a. efficacy と effectiveness

有効性（efficacy）という概念は，新薬開発の過程でよく問題にされる。薬を介入法と置き換えると，わかりやすいかもしれない。その介入の効果判定には，通常二重盲検試験（後述）による検証が行われる。介入の効果をできるだけ純粋に引き出すには，対照となる治療・プラシーボ（普通の対応だけとか，何もしない群など）との差を明確に証明することが求められる。そのために，差が出にくくなるような要因を，可能な限り除外した対象や状況が選ばれる。ここで検証された介入の効果が，efficacyと呼ばれる。

こうした介入法が現場に広まると，理想の世界は望めない。さまざまな合併疾患や背景を持つ，複雑な患者にも適用が拡大される。これが次の段

階,「過酷な現実の世界」である。診断の難しいケース,さまざまな情報の影響,経済的要因,地理的要因など,厳しい試練の現場がそこにある。こうした条件下でも,なおその効果が疫学的統計的手法により検証された場合を effectiveness という。

統合失調症に対する家族心理教育においては,熟練した援助者が介入を行った場合の効果(efficacy study)だけでなく,トレーニングにより養成された援助者が,通常の臨床現場で一般的な対象に介入した場合(effectiveness study)について検証する時期に来ているといってよい。一方で,その他の疾患に対して,または本人に対する心理教育については,efficacy について着実にエビデンスを蓄積していくべきであろう。

b．RCT

効果研究のもととなるのが無作為臨床(対照)試験 [Randomized Clinical (Control) Trial:RCT] である。その治療介入が予後をどのように変えるのか? それを知るためには,治療群と対照群(その介入を行わない)との予後を比較しないと,有効性を明らかにすることはできない。その際,治療群と対照群で,その介入を受ける以外の条件が等しいことが必要である。ある患者さんが治療群に含まれるか,対照群に含まれるかが,同じ確率で起きる〔無作為である〕必要がある。これを心理社会治療で実際に行うのは,大変に難しい。ある患者さんが受診したとき,ランダムに心理教育を受けるか受けないかを決める,というのは,倫理的にも現実的にも大変困難である。かといって,心理教育を受けたいという患者さんだけを介入群とし,受けたくないという患者さんだけを対照群にすると,その時点でバイアスがかかってしまう。心理教育を受けたい,という家族は,その時点ですでに患者さんに支持的かもしれないし,理解度が高い家族かもしれない。受けなくてもいい,という患者さんの病状は,重症度が低い可能性もある。

c．アウトカム

何を指標にして予後つまり治療効果を捉えるのか,これも非常に重要で

ある。例えば，QOL が改善しても再発期間が短くなってしまったら？ 家族関係は変わったが再発してしまったら？ 介入を行った結果（Outcome）を，あるいはエンドポイント（End point）をいかに評価するかは，仮説に準拠し，意味のあるエンドポイントをもらさず，的確な手法で評価すること，に拠る。

一般的に考えられる主たる指標として，症状評価，再発率がある。対象となる疾患や問題に応じた症状評価を選ぶ。再発の基準も明確にしておくべきであろう。評価尺度としては，包括的尺度（Brief Psychiatric Rating Scale や Positive and Negative Symptom Scale など），概括的評価（Manchester Scale など），全般的機能評価（GAF など）や，各症状評価尺度（抑うつ，不安，食行動など）がある。統合失調症の場合，経過や転帰を評価する独自の基準もある（Brockington ら，Tsuang ら）。

当然，関連する要因についても評価を行うことになるが，具体的には，
①家族機能や関係性（EE, Family Adaptability and Cohesion Evaluation Scale, Family Assessment Device など）
②情緒状態や心理状態（General Health Questionnaire, Profile of Mood Status など）
③家族の負担や困難（協力度，困難度など）
④病因帰属（attribution style）
⑤ストレス対処（Way of Coping Questionnaire, Coping Inventory for Stressful Situations など）
⑥ソーシャルサポート
⑦QOL（WHOQOL-100/26 など）
⑧疾病理解度
⑨社会生活能力（Rehabilitation Evaluation of Hall and Baker, Life Skills Profile など）
⑩服薬遵守（コンプライアンス）
などが心理教育の効果と関係するだろう[7]。例えば EE の評価法だけで

も，基準となる面接（Camberwell Family Interview），簡便なモノローグ法（Five Minute Speech Sample），質問紙などがある。どのような手法を選ぶかは，簡便ではあるがアンケートだけでよいか，面接を行いたいが時間と労力がかかること，現在日本で使用できる尺度（日本語版の存在），患者さんや家族にかかる負担，などの条件を考慮して決める必要がある。いろいろ調べたいわけではあるが，少ない負担で信頼できる情報を得られるよう，研究（臨床）計画を立てる。

　d．評価の手段

　使用すべき言葉や順序がすべて決められている構造化面接，状況に応じある程度順序や使用する言葉の変更が可能な半構造化面接，トレーニングを受けた評価者がマニュアルに沿って閾値を判定する客観的評価尺度，被検者自身が記入する自己記入式質問紙（アンケートタイプ），家族や周囲の観察者による評価，モノローグ（思い浮かんだままを自発的に述べる）をサンプリングしてトレーニングされた評価者が判定を行う方法，リアルタイムの行動をビデオや別室からモニターして評価する方法，がある。いずれも，使用の目的や理論に準拠し，マニュアルに沿って的確なトレーニングを行い，可能であればブラインド評価（治療介入者と評価者を分ける）を行うことが望ましい。

　e．評価に影響を与えるもの

〈信頼性〉

　信頼性とは，測定値が偶然やミス，回数により大きく変化しない度合いのことで，簡単にいえばいかに正確に測定できているかを示す値である。同一の人物の精神状態を，何名かの評価者が評価する場合，本来であればすべての結果が一致するはずである。が，実際はそうはいかないことも多い。その要因として，分散と呼ばれるバイアスがいくつか存在する（表1）[6]。被検者分散は，状態や症状そのものが変化することに由来する。症状が日内変動したり，日によって異なる場合などに見られる。情況分散は，測定をする情況が異なることに由来する。個室でケースワーカーが面

表1　評価の一致を阻む要因[6]

1. 対象者分散（病像の変化による不一致）
2. 情況分散（面接状況の違いによる不一致）
3. 情報分散（情報源の相違に基づく不一致）
4. 基準分散（症状を定義する基準が評価者により違うことによる不一致）
5. 観察分散（症状の判定閾値が評価者により異なることによる不一致）

接したときと，教授回診での評価が異なる，といったことがあげられる。アンケート調査では，記入した情況や条件に注意が必要である。情報分散は，被検者だけからの情報で評価する場合と，家族や友人，病棟のスタッフなど他からの情報も得た上で評価する場合で，結果が異なることを言う。基準分散は，同じ情報が得られたとしても，それを評価する側の基準が一定でないことによって起こる。例えば，「再燃」を自覚的症状により評価する場合と客観的身体症状をもとに評価する場合，などで違いが起きる。観察分散は，症状や状態の判断基準に違いがある場合に起きる。中等度と軽度の差をどこにおくか，「批判」尺度の閾値の違い，などがそれに当たる。これらを考慮することで，評価の信頼性が向上する。

〈妥当性〉

妥当性の検討には，以下のような方法がある[6]。1つは非経験的方法で，

①表面妥当性（表面的な見かけが測定しようとする概念に合致していること，例えば「QOL調査票」は，一見すると日常の生活の質や余裕を描写している）

②内容妥当性（設問内容や基準が測定しようとする概念と理論的にも論理的にも合致していること，例えば「家族の負担度」アンケートの設問が，心理的，経済的，社会的，物理的な負担の度合いを網羅しており常識的な内容である）

重要なのは経験的方法で，以下のような検討が行われる。

①基準関連妥当性（概念を客観的に指標する外的基準，例えば既に広く用いられている面接法などとの一致率や関連を統計的に検討）

②同時妥当性（既に妥当性が確認されている他の方法との相関を統計的に検討，例えば新しい家族評価法とEEとの関連をみる）

③判別妥当性（測定値によって対象をきちんと区分できるか統計的に検討，例えば「疾病理解度アンケート」によって服薬コンプライアンスのよくないケースを分けられるか）

④予測妥当性（測定結果が予後や経過を適切に予測できるかを検討，例えば家族の感情表出が統合失調症の再発を予測する）

⑤交差妥当性（特定の集団だけでなく，他の集団でも同様の妥当性が確認される，例えばストレス対処行動は欧米だけでなく日本でも同様の特徴が確認される）

⑥構成概念妥当性（構成概念と測定値との関係について，モデルに基づいて実際のデータを当てはめ，その合致度を評価する。最近は確証的因子分析・共分散構造分析を用いて高度に検証されることが多い）

以上により，統計的な係数，予測値，判別値，適合度をもとに妥当性が確認される。こうした検討を踏まえた調査評価法を選択することで，良質なエビデンスが提供できる。

4）結果のフィードバック

こうして得られた評価の結果は，患者やユーザーへ的確にフィードバックされるためにある。必要性を理解してもらうことで評価に協力を得ているわけだから，その成果を現場に生かしていくのも評価の一部といえよう。スタッフにとって，技法の改善，今行っている自分たちの活動の再確認，共通言語としての役割，などが期待される。ひいては，地域医療や日本の医療全体に対して，精神保健活動や医療経済効果の向上を通じた貢献が可能になる。メディアや教育との連携も，啓蒙的に推進すべきであろう。

最後にEBPに必要なポイントを，表2としてまとめておく。

表2　EBP (psychoeducation) に必要なこと

・仮説
・対象選択（無作為抽出）
・転帰（エンドポイント）
・評価
・トレーニング
・査定と修正
・一般化（ガイドライン）

3. EBP (evidence based psychoeducation) と NBP (narrative based psychoeducation) を橋渡す

1）ナラティブについて

Narrative based medicine (NBM) という概念が，エビデンスに基づいた医学の広がりにともなって我々に意識されてきている[5]。そもそもナラティブとは，何を語り，何を語らないか，といった物語論に由来する概念である。宮坂の解説によれば物語（ナラティブ）を構成するのは，物語の内容（イストワール），すなわち語られた出来事の総体と，物語の言説（レシ，発話されたり書き残されたり物語られる方法としてのディスクール），そして語り（ナラシオン，語るという行為そのもの），からなるという[3]。これによれば，われわれの医療行為や援助行為そのものが，物語の3要素を備えていることに気づく。内容に当たる部分にエビデンスを用いるかどうか，言説としての方法論を吟味する際に有効性という概念を適用するか，といった議論はあるが，3番目の「行為としての語り」が基本にあることに違いはない。

物語として現実の出来事を眺めると，いわゆる認識論の問題に行き着く。宮坂によれば，「現実は単なる科学的事象ではなく，それを生きる人それぞれの視点によってそのあり方（捉え方，意味）はことなり，それが語り手から聴き手へと語られることで，それぞれに意味づけられ，解釈され，

形作られていく」という[3]。現実は1つではなく、見る者、見方、立場などにより異なるわけである。そして一瞬一瞬の現実は、こうした意味付け、解釈の積み重ねであり、それぞれに物語られていくものである。このような認識論に立つと、物語る行為により現実が刻々と構築されていく、とも捉えられる。

さて、ここでは難解な認識論に立ち入るつもりはない。こうした考え方を医療や援助でどう生かせるか？が主題である。事実 EBM への反論や対立として、「病気」ではなく「患者」を見る医療を推進すべく、NBM が叫ばれている事情もある。一方で、リハビリテーションやターミナルケア、人の心にかかわる援助活動に携わる専門家にとって、個人独自の価値観や人生観に沿った援助や評価は必然で必須なものである。例えば、QOL、心理療法の効果、などなど。同じ行為や同じ内容の言説は、個別性、主観性、相互関係性により、異なるインパクトや解釈を生み出す。そもそも、それを語る側の治療者・援助者にも、各人固有の背景（価値観、解釈の仕方、理論背景など）があり、それに沿った物語を構築しやすいことは、精神分析におけるスーパービジョンの意味や転移理論を参照しても明らかであろう。

2) NBP と EBP の統合

先に、心理教育を「伝える」ことをめぐる技法と述べたが、語り伝えられる（伝えられない、伝えたくない）問題や、困難、障害こそが心理教育的援助の前提にある。そうした問題をどう体験し、どう対処し、どのような相互交流が行われるか、これを意識することは心理教育の基本である。こうした文脈をめぐる肯定的な語りの構築が、エンパワーメントを導くといえよう。「そもそも有効な心理教育はすでに NBP である」といってよいかもしれない。

そのことと、エビデンスに基づく実践とは、矛盾するものではない。なぜなら、単にマニュアルベースの実践はそれだけのエビデンスを生み出す

だろうし,「体験に配慮し,関係性にセンシティブな,情と意の側面を重視した」心理教育は,それ相応のエビデンスを蓄積していくだろうから。

　前項で,エビデンスに関する基礎事項について述べてきた。良質なエビデンスの追求,普及に向けた一般化へのトレーニング,社会や行政への働きかけなど,こうした条件を踏まえつつ,エビデンスを意識した実践に携わっている専門家の方がおられよう。一方,あくまで臨床現場での応用やスキルアップを目指している読者も多かろう。いずれにせよ,ある特定の制限がなされた条件下で得られた結果を一般的な臨床現場へ応用すると,ある程度か,もしくは相当の違いが現れることは,精神医療の現場では容易に想像がつく。EBMに従うとはいえ,実際の援助では,個別性と関係性に注意を払い,「伝える」ということに鋭敏でないといけないことは,あらためて強調するまでもない。心理教育がこうした共同作業の中で生まれる相互作用を扱う技法だからゆえに,各々のコンテクストに対する配慮が重要になる。それは,異なった理論背景や立場からすれば,転移とか,ストーリーとか,倫理とか言われるものなのかもしれない。畢竟,NBMの立場を意識的,無意識的にとっていることは,人間や関係性を扱う活動がゆえに自明のことである。

　今,日本の心理教育研究は,エビデンスを蓄積し検証していくことがぜひとも必要な段階にある。一方で,多様なニーズに応えうるテーラーメイド心理教育の必要性が認識されつつある。この葛藤を止揚するには,エビデンスそのものが語りの一部であり,コンテクストを構築する要素である,という視点が役に立つのではなかろうか。われわれの専門性とアイデンティティを活かして,きちんとしたエビデンスを生み出すことは,ユーザーの立場や相互関係性に配慮した実践につながっていくに違いない。その際,個々の実践をきちんと積み重ねることが基本にあることにはかわりがない。読者の皆さんに,本書で語られた言説が,エビデンスとして,またナラティブとして何かを伝えたと信じて,筆を置きたいと思う。

■文献

1）古川壽亮：エビデンス精神医療，EBPの基礎から臨床まで．医学書院，東京，2000．
2）原野悟：EBMがわかる疫学と臨床判断．新興医学出版社，東京，2002．
3）宮坂道夫：「物語」とは何か？ 新潟大学歯学部ニュース95号，p.2-3，2001．
4）大森一郎，上原徹，福田正人：心理教育．精神科臨床サービス，3；43-47，2003．
5）斎藤清二，岸本寛史：ナラティブ・ベイスト・メディスンの実践．金剛出版，東京，2003．
6）上原徹："こころ"をセルフチェックするときの留意点—セルフ・レイティング・スケールの使い方．こころの科学，106，2002．
7）上原徹：心理教育の効果判定・評価方法，摂食障害の家族心理教育．金剛出版，2000．

索　引

【あ】
アウトカム　11, 63, 184
あるがままに　153
アンチスティグマ活動　55
うつ病　94
うつ病のビデオ　72
うつ病の症状　72
うつ病の心理教育研究会　79
置き換え　154

【か】
解決指向アプローチ　12, 122
外傷後ストレス障害　81
外傷性悲嘆　95
外傷早期の解離　87
解離症状　87
家族カウンセリング　28
家族から家族へのプログラム　28
家族教室　5, 72
家族支援　169
家族支援付き ACT　48
家族中心療法　3
家族の感情表出　3, 9, 71
家族の知りたい事柄　133
家族の心境　131
過敏反応　90
感情的巻き込まれ（EOI）　10
感情表出研究　43
危機介入　95
虐待　6
95％信頼区間　64
研究の質の評価　64
高 EE　44

抗うつ薬の主な副作用　77
強姦　94
構造化面接　186
構造派　114, 127
行動療法的アプローチ　153
行動療法的家族マネージメント　26
興奮系　136
個別就労斡旋とサポートモデルによる
　　援助付き雇用　53
コミュニケーション技法訓練　4, 12
コミュニケーション強調訓練　17, 18

【さ】
再発予防効果　59
裁判　88
三環系抗うつ薬　152
自己記入式質問紙　186
自殺　94
自助グループ　6, 7
自然災害　82
嗜癖行動　153
社会技能訓練　12
就労支援　52
昇華　154
人為災害　82
新規抗精神病薬　6
神経症性障害　145
神経症的行動　146
神経性拒食症　113
神経発達障害仮説　137
信頼性　186
ストレス脆弱性モデル　9
ストレス対処　185

ストレス誘発性無痛覚　91
精神的過緊張　135
精神分析的解釈　154
性犯罪被害　82
摂食障害　157
セロトニン　90
躁うつ病　59
双極性障害　59
相対リスク　64

【た】
体験直後の解離　87
地域生活支援　43
治療効果発現必要症例数　64
低EE　44
電子検索　64
洞察体験　153
ドパミンD_2受容体遮断作用　139
土曜学校　131
トラウマ後のサポート　88
トラウマ後の成長　94

【な】
認知行動療法　6, 12
認知症のケア　169
認知的要因　136
ノルアドレナリン　90

【は】
パニック発作　90
半構造化面接　186
反動形成　154
ひきこもり　6
批判　10, 117
病気回復のイメージ図　139
ファミリーワーク　27
フォーカシング　153
不均衡　136
複合家族グループ　27
複合心理教育　157
副作用発現必要症例数　64

服薬指導　142
服薬指導の会　142
フラッシュバック　90
ブリーフセラピー　12
分散　186
防衛機制　154
包括型地域生活支援プログラム　43

【ま】
麻痺反応　90
無作為臨床（対照）試験　184
無作為割付の隠蔽化　65
無作為割付比較試験　62
森田療法　153
問題解決技法　4, 12, 17, 122

【や】
有効性（efficacy）　183
抑制系　136

【ら】
ライフイベント　9
離人症状　87
レイプ　84

【わ】
worst case scenario法　64

〈欧文〉

ACT　43
ACT-J　48
BPSD　169
CENTRAL　63
clomipramine　152
Cochrane Systematic Review　61
DV　84
EBM　190
EE　3, 9, 10, 11, 181, 185, 188
effectiveness　184

efficacy　184
FACT　48
FBT　115
IPS　53
minor tranquilizer　152
NBM　189, 190
Number Needed to Harm：NNH　65
Number Needed to Treat：NNT　64
PTSD　6, 81
PubMed　63
QOL　5, 185, 190
qualitative systematic review　61
RCT　62, 184
Relative Risk：RR　64
SSRI　152

■執筆者一覧（50音順）

浅見隆康（群馬県立精神医療センター）

上原徹（群馬大学大学院医学系研究科脳神経精神行動学）

大森一郎（名古屋市立大学大学院医学研究科／群馬大学大学院医学系研究科）

川嶋義章（南浜病院）

黒崎成男（中泉メンタルクリニック）

下寺信次（高知大学医学部神経精神科学教室）

鈴木廣子（すずきひろこ心理療法研究室）

西尾雅明（国立精神・神経センター国府台病院 ACT-Jオフィス）

前田正治（久留米大学医学部精神神経科学教室）

松本一生（松本診療所ものわすれクリニック／大阪人間科学大学）

■編者略歴

上原　徹（うえはら とおる）

新潟大学医学部卒業

医学博士，臨床心理士，群馬大学医学部附属病院精神科神経科講師
　著書：『摂食障害の家族心理教育』『家族教室のすすめかた』（分担執筆，金剛出版），『「食」にとらわれたプリンセス―摂食障害をめぐる物語』(星和書店)，『家族のための摂食障害ガイドブック』『食も心もマインドフルに』（共訳，星和書店）ほか

スキルアップ心理教育

2007 年 8 月 29 日　初版第 1 刷発行

編　　者	上原　徹	
発 行 者	石澤雄司	
発 行 所	㈱星和書店	

東京都杉並区上高井戸 1-2-5　〒168-0074
電　話 03 (3329) 0031（営業）／03 (3329) 0033（編集）
ＦＡＸ 03 (5374) 7186
http://www.seiwa-pb.co.jp

© 2007 星和書店　　Printed in Japan　　ISBN978-4-7911-0638-7

「食」にとらわれた プリンセス
摂食障害をめぐる物語

上原徹 著

四六判
176p
1,600円

家族のための 摂食障害ガイドブック

ロック、グラン 著
上原徹、
佐藤美奈子 訳

四六判
424p
2,500円

食も心もマインドフルに
食べ物との素敵な関係を楽しむために

S.アルバース 著
上原徹、
佐藤美奈子 訳

四六判
288p
1,800円

統合失調症への アプローチ

池淵恵美 著

A5判
504p
3,600円

統合失調症の 家族教育方法論
家族の理解と当事者のQOL向上のために

エイメンソン 著
松島義博、
荒井良直 訳

A5判
328p
3,300円

発行：星和書店　http://www.seiwa-pb.co.jp　価格は本体(税別)です